U0270295

我与癌症这十九年

杰人天相◎著

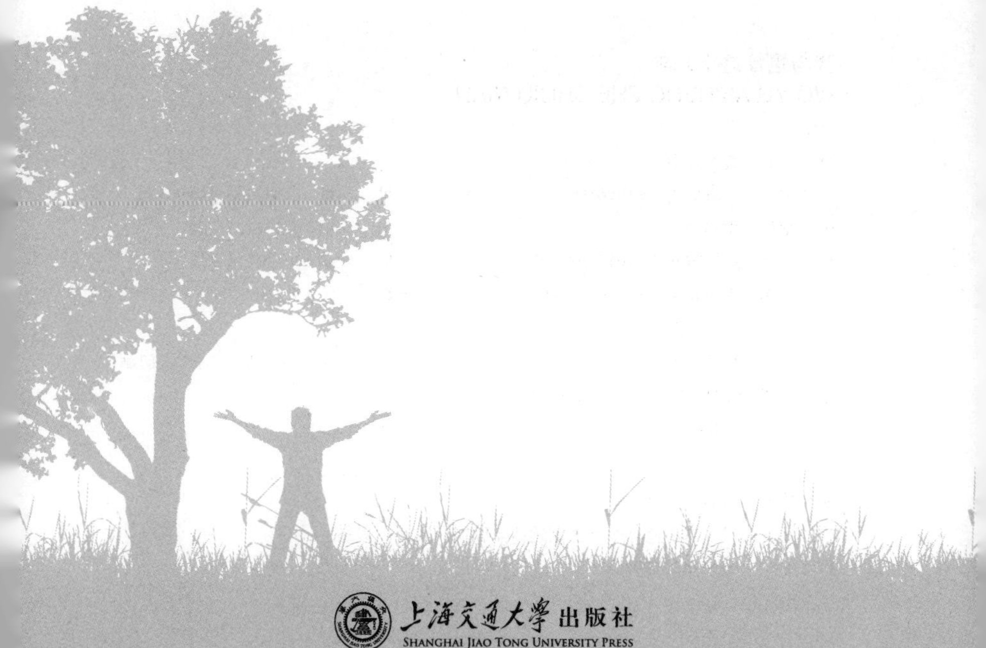

上海交通大學出版社
SHANGHAI JIAO TONG UNIVERSITY PRESS

内容提要

本书是一部指导癌症患者如何认识癌症，直面癌症，科学治疗，走向康复的抗癌科普著作。作者结合自身经历，分享了心理调适、心态转变以及理性选择、科学治疗的重要性，提出“治病先治心、自助者天助”的理念，帮助患者拿起精神武器，树立抗癌信心，创造与癌共舞、战胜癌症的奇迹；帮助患者理性选择，避免误区，以最小的代价实现最大的胜利。此书不仅能为癌症患者提供希望与智慧，也能帮助普通读者重新认识生命与人生。

图书在版编目（CIP）数据

我与癌症这十九年 / 杰人天相著. -- 上海 : 上海交通大学出版社, 2025.1. -- ISBN 978-7-313-31506-9

Ⅰ. R73-49

中国国家版本馆CIP数据核字第2024657HL1号

我与癌症这十九年

WO YU AIZHENG ZHE SHIJIU NIAN

著　　者：杰人天相

出版发行：上海交通大学出版社　　地　　址：上海市番禺路951号

邮政编码：200030　　电　　话：021-64071208

印　　制：常熟市文化印刷有限公司　　经　　销：全国新华书店

开　　本：880mm×1230mm　1/32　　印　　张：5.375

字　　数：130千字

版　　次：2025年1月第1版　　印　　次：2025年1月第1次印刷

书　　号：ISBN 978-7-313-31506-9

定　　价：49.80元

Preface 自序：

从2005年患癌算起，到现在十九年了。从2006年开通新浪博客到2017年开通微信公众号，我以“杰人天相”为笔名，笔耕不辍。从“命中大奖”到屡败屡战，再到劫后余生，这些曲折经历汇成了两本书。2012年，山东文艺出版社出版的《刀尖上的舞者》是我的抗癌日记；2014年，上海交通大学出版社出版的《我与癌症这九年》是我对六次复发的抗癌历程的分析总结。

一转眼，十年过去了，这些年，我始终在抗癌的“战场”上和病友们一起“并肩战斗”。我通过微信、公众号、抖音等各大平台，为大量读者提供了义务咨询和精神支持，这在他们的康复过程中起到了积极的作用。这让我更加坚信精神上的力量和正确的引导对于战胜疾病的伟大价值。同时，多年来的积累，让我获得了更多的治疗及康复上的第一手资料。我结合自己的经历及感悟，把抗癌过程中的经验及教训进一步凝练总结出来，相信这本书将会带给您更多的希望与智慧、温暖和力量！

曾经经历过多次复发和各种治疗，患者的经历和体验，我感同身受。我很幸运活了下来，我活下来一定是有某种使命的。我曾经说过，这一切都是命运的安排。命运让我学习生物学，是为了让我积累与癌症相关的专业知识；命运让我患癌，让我从理论到实践与癌症来了个亲密接触；命运让我无数次跌倒再爬起来是为了让我思索，让我领悟，让我积累与癌共舞的勇气，让我总结抗癌过程中的经验教训；命运让我喜欢写作和与别人交流是为了让我帮助更多需要我帮助的人。这一切都是最好的安排。

感恩命运让我侥幸活着，感恩命运让我有机会去帮助在黑暗中与疾病斗争的病友。使命所在，责无旁贷。

朋友们，自助者天助，我们一起加油！

2024年杰人天相于上海

作者患癌十九年生命简史

时　间	生　命　轨　迹
2005.7	罹患原发于四脑室的肿瘤。
2005.8	第1次伽马刀手术。坚持上班。2005年，发表核心期刊论文4篇，年终考核为“优秀”。
2006.4	参加第一届中欧生物材料会议，作第一次国际会议口头报告。
2006.12	第1次复发：病灶转移至小脑角。
2007.3	坚信自己是被误诊，颅内病灶不治而愈。考取上海交通大学在职博士。
2007.5	右腿疼痛伴肌肉萎缩。
2007.6	肿瘤转移至脊髓，手术。诊断为恶性淋巴瘤。
2007.7—2008.4	长达十个月的化疗、放疗。
2007.8	发表第一作者SCI论文。
2007.9	办理博士休学手续。
2008.1	岳父车祸身亡，接到噩耗的时候我正在化疗。
2008.3	父亲因病去世，家人对正在治疗的我隐瞒了真相。
2008.7	治疗结束，恢复上班。
2008.9	博士复学，开始攻读博士学位。
2008.11	参加第二届纳米/分子医学与工程学国际会议并作口头报告。
2010.3	脑部肿瘤复发，第2次伽马刀手术，化疗3次。
2010.5	学术论文被第八届国际磁载体会议接收为口头报告。
2010.9	科研项目获得了国家自然科学基金资助。
2010.11	脑部肿瘤复发，第3次伽马刀手术。

续 表

时　　间	生 命 轨 迹
2011.2	恢复上班。
2011.5	第4次伽马刀手术。
2011.9	发表第一作者SCI论文。
2012.1	脑部肿瘤复发，第5次伽马刀手术。《刀尖上的舞者》出版。两篇第一作者SCI论文被接收。
2012.3	顺利通过博士论文答辩。
2012.6	获得材料科学与工程学博士学位。
2012.7	脑部肿瘤再次复发，第6、7次伽马刀手术（之后病灶消失，病情一直稳定）。
2013.7	患癌8周年，准备《我与癌症这九年》书稿。
2014.8	《我与癌症这九年》出版。
2015.4	荣获上海交通大学“校长奖”。
2017.3	开通公众号“杰人天相”，将抗癌科普战场从博客转移到公众号。
2021.12	开通抖音号“杰人天相”。
2024.7	患癌19年，完成《我与癌症这十九年》一书。

Contents 目录

第一章　直面癌症
打造精神武器·治病先治心

如何尽快接纳癌症患者的身份

癌症是非常可怕的字眼。患癌是一件倒霉透顶的事情。

不管你多大年龄吧,拿到这个诊断结论的时候都会有种五雷轰顶的感觉,年轻人就更不必说了。小孩子患癌那是根本连想都不敢想的!

然而,它毕竟来了。而且这不是噩梦,是血淋淋的现实。

怎么才能接受?没办法接受啊!这根本就没办法接受!可是,无论你接受不接受,残酷的事实都摆在面前。我们没办法逃避。逃避也改变不了什么。当我们尝试着去接纳它的时候,反而会有意想不到的收获。

我患癌那年正值30岁。在癌症患者这个群体里面,算是年轻的。我导师古教授说,这是老天安排给你的角色,我们每个人都在这出"人间戏剧"里扮演不同的角色。当时我嘴上没说什么,内心还是很委屈的,凭什么不给我一个好角色呢?我哪里得罪了"导演"?

后来,在我导师的指引下,我知道了史铁生。

史铁生在21岁的时候瘫痪了,只能坐在轮椅上,47岁的时候又得了尿毒症。用他自己的话说,飞机的起落架(腿)出了故障,飞机的发动机(肾)也出了故障。残酷的命运让他经常去思考命运与人生、天堂与地狱、残疾与爱情,思考一切能想得到的东西,直至把自己思考成了一位思想家。我把史铁生当成了我的精神导师。

从他的书里我理解了"人间戏剧",我们每个人的"角色"不可以随意挑选,我们每个人的命运都要服从剧本的整体性,而这个剧本是老天写好的。

原本以为我罹患脑瘤已经够惨了，没想到后来又落了一个右下肢肌肉萎缩，而紧接着我的岳父与父亲又在短短一个半月里先后离世。这让我深刻地领悟了史铁生的那句名言——“任何灾难的前面都可以加一个‘更’字”。

经历了这些灭顶般的打击，我更加明白了要把自己的关注点放在当下拥有的一切，而不是失去的部分。关注失去的唯有遗憾与懊悔，关注当下拥有的还能有一份知足常乐。悲观地想，人生就是一个不断失去的过程；乐观地想，那些都不曾真正失去，都留在了我们的记忆深处。苦也罢，乐也罢，穷也罢，富也罢，人活一辈子，最终剩下的只有回忆。那些刻骨铭心的人、物以及场景，都是一辈子浓缩出来的珍宝。唯有认真活过、认真爱过的人才是真正富有的，而不在于寿命之长短。

史铁生告诉我，人之不能者即为残疾。如果别人都能飞，你不能飞，那么，你就是残疾。人类的能力与寿命总归是有限的，这有限制的躯体，何尝不是一种残疾？原来，我们人人都是残疾啊！

关于癌，最严重的后果就是提前面对死亡。可是，也没有谁下定义说癌症就必须短命，乳癌患者宋美龄还活到了106岁呢。每个人都难逃一死，每个人都只是暂时活着，每个人都不知道自己寿命几何。所以，与其纠结这些没有答案的事情，不如认认真真把当下的一刻过好了。如果只沉浸于自己的感受，只关注自己的失去，那就会陷入泥潭而不能自拔。

想通了这些，不管是残，是癌，没有什么是不能接纳的。每个人都有亲人，都有我们爱的人，也有爱我们的人，这个世界值得为它遭这份罪。好也罢，坏也罢，反正只来一趟，缘分只有这一世，珍惜当下吧，毕竟连这些也会慢慢失去的。

不管上天给我们安排了什么角色，唯有接纳。好好地把自己的角色演好，不到剧终，你根本无从知道老天的剧本究竟是怎么写的。

癌症患者如何排遣不良情绪

癌症的发生机理是复杂的，它是多因素长期综合作用的结果。长期的不良情绪，包括焦虑、紧张、悲观、抑郁等，是导致癌症的重要因素之一。关于这一点，无论是科学研究结果还是患者的自我体验与经历，都是有共识的。因此，无论是疾病预防的未雨绸缪，还是病后康复的亡羊补牢，不良情绪的及时排遣显得非常重要。

如何及时排遣不良情绪？我简单归纳为直接法与间接法。直接法包括心灵疏导与身体调节。间接法也就是转移注意力法。下面我简单谈谈我的个人体会。

（一）直接法

（1）心灵疏导。心灵疏导是非常好的排遣不良情绪的方法，而倾诉是一种最直接的方法。找个合适的人倾诉，把自己的烦恼与忧伤和盘托出，可以在很大程度上缓解内心的情绪郁结。什么样的倾诉对象才算是合适的？他不仅要跟你关系亲近、值得信赖，还要足够强大、善解人意、能给予你一定的帮助与支撑。如果他只是听一听不做有价值的回应，效果会大打折扣。

倾诉对象不限于人。你可以对着小狗小猫倾诉，你可以对着波澜壮阔的大海倾诉，你可以对着一望无际的田野倾诉，你可以对着深邃的夜空倾诉，你也可以关上门窗对着房间的每一个角落倾诉。你还可以写下来，把你的委屈、不满、愤怒、仇恨、悲伤全都写在纸上，塞到漂流瓶里扔进河流；你也可以把写满不良情绪的纸片烧成灰烬倒进马桶冲走。写作也是一种自我疗法，正如病友胖猫大哥说的“一个字一个字把自己救出来”，用文字把心灵里的“毒”一点一点释放出来。我记得我父亲过世三周年的时候，我写了一篇纪念他的文章，一边写一边哭，写完之后，释然了很多。你还可以一个人去卡拉OK厅，在强大喧嚣的音乐背景下大喊大叫大哭一场，把你的不良情绪通过歌声唱出来。

（2）身体调节。除了精神上的疏导之外，单纯通过身体调节也能达到疏导不良情绪的效果。比如，深呼吸。尤其在遇到突发的变故的时候，情绪在崩溃的边缘，痛到不能呼吸。这时候，深呼吸既是一种本能反应，也是一种科学的应对措施。

以前我们博客圈聚会的时候有一个保留节目——“笑疗”，是广州的病友婴儿姐教会大家的。通过大笑，身心放松，立竿见影。只是这种敞开了大笑的疗法更适合团体。

骑行、游泳、跑步，甚至只是简单的做家务，都可以让你身心放松下来。如果你动也不想动，那就干脆睡它个昏天黑地，等重新爬起来的时候告诉自己，一切都过去了，一切重新来过。

不管是说出来、写出来、唱出来、喊出来、哭出来、呼出来、睡出来，还是通过运动流汗流出来，只要能达到目的即可。喜欢哪种方式就用哪种，也可以多管齐下。方法千万种，总有一款适合你。

（二）间接法

我们的痛苦一部分来自身体的创伤，但大多数是源于内心，源于我们大脑的思考与记忆。那就设法让自己的关注焦点从难过的事情上面转移出去，通过干别的事情来转移自己的注意力，我把这种方法叫间接法。

把精力投入别的事情上面去，那些痛苦的事情就暂时想不起来了，如果能做到长时间、持续地想不起来，痛苦就不再是痛苦了。能够转移注意力的事情有很多，比如，做自己喜欢的事，可以是绘画、书法、十字绣、跳舞、看书等等；还可以埋头工作。总之就是不能太闲。人一旦闲了，就容易胡思乱想，越想越烦。

我的家庭在最低谷的时候，我岳父车祸去世，我父亲病故，我还在化疗，孩子读幼儿园，我爱人在读博士。那时候，最困难最痛苦的人是我爱人。接二连三的打击让她身心受重创，未来想都不敢想，唯一能做的就是埋头科研工作。她把每天的工作安排得满满的，不留一点空闲时间。读博士期间，她经常忙得一整天连口水都没时间喝，这还有时间痛苦吗？下班后需要照顾孩子，等孩子睡着了，打开电脑继续工作，这还有时间痛苦吗？背负着失去亲人的痛以及对未来的恐惧，默默忍受，砥砺前行。在她的努力下，三年拿到博士学位，孩子快乐成长。她没有沉浸于个人的痛苦，而是通过努力奋斗来转移与抵消、化解内心的痛苦。多年以后，峰回路转，柳暗花明，我慢慢从癌症的泥沼中爬了出来，儿子考上了大学，她也成长为教授、博导。

（三）总　结

人生在世，不如意十之八九，有不良情绪是再正常不过的事。不要因为难过而难过，不要因为悲伤而悲伤，要接受它，要面对它。不良情绪是健康的杀手，要解决它，要放下它。绝不可长时间沉浸其中，无法自拔。否则一个痛苦将变成两个、四个……最终变得无法收拾。排遣不良情绪的方法有很多，只要自己努力，总能找到适合自己的。如果实在不行，不妨闭上眼想一想，我们都是暂时活着，假如明天我就死去了，今天还有时间痛苦吗？

抗癌是一条孤独的单行道

(一)

癌症的发生符合自然法则,由癌症到死亡以及由癌症到自愈也符合自然法则。借助外力(科学与医疗),从癌症走向康复,这是人类逆天改命的胜利。靶向治疗、转基因,都是在分子层面上进行操作,是典型的“逆天改命”,利用技术,为我所用,这是好事。在未来,科学将会在逆天改命方面发挥越来越大的作用,患者也将越来越受益。

(二)

患癌这条路,是一条单行道,没有回头路。我们多么希望患癌只是一个插曲,但多数时候它却成了余生的主旋律。无论你多么努力,它很难像感冒一样,好了就是好了,过去了就是过去了。它仿佛一块从天而降的“无形胎记”,挥之不去,如影随形。这道胎记不仅长在自己心里,也长在利益相关者的心里。这些林林总总的利益相关者中,有人担心你、牵挂你、帮助你,也有人冷落你、远离你,甚至排斥你。不管怎么样,首先要接受与面对现实。

(三)

癌症是一种与死亡对话的疾病,如何活下去成了人生中最重要的事情，成为一条或明或暗的生命主线。与预后密切相关的因素有很多，包括疾病类型、发现早晚、患者自身状况、治疗情况、外部支撑条件……还有运气。好心态能带来好运气，正念、正觉、正能量也可以带来好运气。

（四）

你要接受放化疗的长期副作用，接受手术后遗症，你可能需要用余生去慢慢品尝这肉体带来的苦痛。而且，还要承受再次复发的巨大心理压力。

（五）

患癌后自己的期望值会全方位降低。你会重新审视生命，重新审视活着的意义与价值。你会慢慢地与主流价值观有了分歧，你与同龄人之间的话题越来越不合拍；与物质上的追求相比，你更注重内在的体验与内心的安宁。有时候连自己都分不清楚宁静淡泊、知足常乐与不求上进之间到底有什么界限。你将慢慢地学会不那么在意别人的眼光，你学会了自我和解，学会了宽恕与原谅。

（六）

你将不得不重新定位你与他人的关系，重新定位你在家庭、单位、人际关系中的位置。除非真正经历，否则不存在感同身受。你将面对不被理解的苦闷，你将面对逐渐被边缘化的失落。

（七）

你或多或少都会有些消沉、抑郁、甚至是自闭。你不喜欢热闹，但又害怕孤独。你很勇敢地面对疾病的挑战，你又掩饰不住内心的脆弱与无助。你需要别人的支持与帮助，但是你又不得不学会独立坚持。没有人有义务一直照顾你，你要尽量靠自己努力少给或不给家庭及单位添麻烦。

（八）

你在与疾病斗争中将会看到自己生命力的顽强，你将学会一个人在黑暗中摸索，你将学会在心中为自己点燃明灯，你将在绝望中看到希望，在电闪雷鸣中看到艳阳高照，你将明白只要自己不放弃，老天就不会放弃。

癌症给患者开出的三堂必修课

（一）关于死亡

癌症≠死亡，然而，得了癌症首先联想到的会是死亡。

健康的日子里，总觉得来日方长，时间有的是。从来不去考虑死亡的事情，甚至提到“死亡”这个字眼是感到晦气的、避之唯恐不及的。其实，人生转眼即是百年，我们哪个人不是活着活着突然就死掉了，哪里有什么“来日方长”？

是癌症让我们突然意识到，原来死亡近在咫尺，原来人生如此残酷而无常！我们从来没有像患癌后这么真切地感受到死亡的临近与生命的短暂，我们从来没有像患癌后这么留恋身边的亲人朋友以及这个并不怎么完美的世界。

就算是彻底康复了吧，也是活一天少一天了。因此，死亡这件事情我们必须认真对待，必须好好考虑考虑。这便是癌症给我们上的最生动的一堂必修课，关于死亡，关于生命的真相，这些谁都绕不开的人生主题。这堂课的学费很昂贵，是以生命为代价的，我们必须认真听课。

通过这堂课的学习，我们明白了每个人其实都是“暂时活着”，都是“将死而未死”，而且，最终都是“必死无疑”、“死路一条”，唯一的区别就是早一点、晚一点而已。因此，比较明智的做法是“向死而生”。有人说，“我们必须好好活着，因为我们将死很久”。是的，活着是暂时的，死亡才是永恒的。

我曾经认真建议大家写一份遗书，即便不适合给家人看，对自己也很有好处。写作的过程正是自己直面灵魂的时刻，你眷恋什么，遗憾什么，牵挂什么，没有人比你自己更清楚。同时，你不在乎什么，也同样明明白白。接下来，你其实已经知道了自己该怎么做了。

有未竟的事业与梦想吗？那就去奋斗，我不管是否成功，我只顾风雨兼程；有不舍的家人与朋友吗？那就好好守护，把你的时间花在值得的人身上，没有天长地久，但可以有朝朝暮暮；若不能朝朝暮暮，那更要珍惜每一分每一秒；想要去远方，现在就出发吧，能走多远走多远，半途而废的旅程总要好过从未出发。人生最痛苦的事情莫过于本来有机会却始终没能按照自己的想法去生活。趁现在还有机会，尽量减少一些遗憾吧。

既然知道了什么是重要的，对于那些不重要的人或事，如果可能的话最好一秒钟也不要浪费。每个人的生命中都会出现那种纯粹消耗你的人，消耗着你的时间、你的金钱，还有你的感情，对于这种人要离得远远的，晚一秒都不明智。明白了生命的宝贵，你就不会为了节省十块钱去排一小时的队买打折鸡蛋；你就不会为了一点财产继承与兄弟姐妹闹得形同陌路；你就不会为了一点个人的颜面去攀比、去争个高下……不重要，生死面前都是小事。早一天看开，早一天解脱。

通过这堂课的学习，你如果再也不害怕提到“死亡”两个字了，那说明你及格了；你如果知道了该如何“向死而生”，那么你的考分应该是优秀了。

自从想通了“死亡”这个问题，你的生活将会焕然一新，你会发现你的面前不再是绝路，而是海阔天空。看穿了生死，你失去的是恐惧，你得到的将是整个世界。

（二）关于肿瘤

久病能成医。患病后一定要努力学习跟肿瘤相关的知识，知己知彼方能取得先手，少走弯路，争取早日走向康复。

肿瘤有很多“说不清”。

首先，肿瘤的产生说不清。为何你得他不得，这个不能仅仅以身体好不好来解释。肿瘤的产生是在分子水平上出了问题，也就是基因出现了突变，这种分子水平上的突变具有一定的随机性。随机性是看运气。但是，有些易感基因是具有一定的遗传性的，携带易感基因的人患癌概率高于平均水平，要更加注意。基因是一出生就带着的，这个是命。我们能做的主要是三点：做好预防；早发现早治疗；延长生存期，提高生命质量。

第二，肿瘤治疗效果的不确定性。医学最大的困惑是不确定性。这种不确定性一方面来自医生及医疗条件，但另一方面，更多是来自患者自身的个体差异。这个跟老师教学生很相似，同样的师资力量、同样的教学方法，同学们的表现千差万别。表面上看，大家的血液指标、检查报告可能相差不大，但这些指标远远无法体现与涵盖个体的内在差异。更别说，患者的性格特点、心理素质、所处的家庭及工作环境、个人科学素养等等，都有很大不同。这些因素也都影响着患者的治疗后的康复情况。

治疗方案的选择也是个大问题。我们的免疫系统是一个庞大而复杂的系统，而过度的治疗是在摧毁这个系统，得不偿失。然而，如何判断是否过度呢？这个标准无论是对医生还是患者来说都是极难把握的。这里面也涉及个体差异的问题。有的孩子靠熬夜是可以显著提高成绩的，但这种疲劳战术对一部分孩子是适得其反的。在治疗上，道理是一样的。如何权衡，如何才能利益最大化，这是个大问题，永远没有标准答案。

第三，患者预后的不确定性。我们看到很多案例，患者走投无路之际却能奇迹般活下来，连医生都讲不清楚其中的道理，也就没办法如法炮制。只能说生命太复杂了，这是一个庞大的系统。这个系统一秒钟内发生的生物化学反应次数不知道有多少亿的多少次方。我们对这个系统的干预还显得相对粗放，至于干预后的输出结果出人意料的话也就不那么出人意料了。

跟治疗方案的差异相比，个体在康复期的主观能动性上的差异那就更有天壤之别了。这个与患者的认知水平有关，跟个性有关，跟所处的环境有关，跟很多因素都有关。输入端千差万别，输出端的结果怎么会不千姿百态？不同的人往各自的锅里放入不同的食材，炖出来的菜怎么可能一个味？

当然，肿瘤也有很多是“说得清”的。

科学治疗是基础，是前提，是毋庸置疑的。第一时间找专业医院专业医生治疗这是明智的。那些旁门左道的所谓的秘方偏方包治百病都是骗人的。千万别在正规治疗上无计可施的时候选择旁门左道，那是雪上加霜的。别忘了，有时候不治疗就是最好的治疗。错误的治疗与不治疗，该如何选择，不言自明。

我在《我与癌症这九年》中概括过“抗癌真经”：信念由心，智慧用脑。同时，提出了三大抗癌“兵法”：有理有利有节；和平共处；打持久战。这里面总结的抗癌心得是综合了自己以及千百病友的亲身经历并结合自己的专业学识凝练出来的。

治疗期靠医生，康复期靠自己，这是确定的、正确的。

良好的心态、均衡的饮食、充足的睡眠、适当的锻炼，这是康复期的行为指南，是不容怀疑与挑战的。另辟蹊径、自作聪明的人小心会付出相应的代价。

（三）关于幸福

幸福，纯属个人的内在体验，很抽象，很个性化，没有具体标准。能让人体会到幸福的不外乎外在的物质层面与内在的精神层面。钱赚得越来越多能让你感到幸福，与喜欢的人在一起看场电影也同样能让你感到幸福。

很多人都把追求功名利禄作为自己的生活目标，为了个人利益最大化而孜孜以求。人的欲望是无穷的，建立在物质基础之上的幸福往往是个无底洞，永远没有满足的那一天。所以，我们常常把欲望看作是幸福的最大敌人。

幸福体验存在边际效应递减。刚安装上电话的时候，你会觉得太方便了，太幸福了！后来有了手机，这座机就显得不再那么方便了。再后来，智能手机推出，不仅能通话，还能视频。小时候吃顿饺子就像过年，现在实在没东西吃了才会从冰箱拿一包速冻水饺出来对付一顿。小时候，没有彩电没有电脑的日子，围着火炉子听大人讲故事就是一种幸福，现在开着大屏幕的电视、开着高配置的电脑、戴着最新款的无线耳机还是觉得仿佛缺点什么，内心空荡荡的。任何物质上的满足，只能满足一时，人的欲望总会水涨船高，而幸福的阈值也越来越高。因此，把个人的幸福建立在对物欲的追求与满足上面是非常不明智的。

患癌之后，不管穷人富人，不管男女老幼，大家的共同梦想就是"活下去"。只要能"活下去"，就算卖车卖房，都在所不惜。是的，没有比患癌后还能活下去更幸福的事了。

物质条件能够保障我们的治疗与康复，但不是万能的。它无法帮助我们战胜恐惧以获取内心的平静。我们必须打破自己，重构价值观，方能重获幸福体验。我们的目标是要尽量让自己在一种内心平静、自洽、满足的状态中过好每一天。

这时候，你的幸福体验慢慢地转向了，从向外寻找变为向内寻找。你不再那么渴望得到别人的认可，你不再热衷于攀比，“生活是自己的，与他人无关”；你突然发现幸福原来是这么的简单，能吃能喝不痛不痒就是最美的生活。

等你终于能够活下去了，你不再满足于能吃能喝不痛不痒，因为没有人能永远满足于仅仅活着而已。饱食终日、无所事事，你过着这样的日子很快就会陷入苦恼。任何时候，都要有所追求与寄托。就像我在《刀尖上的舞者》封底写的话：“如果活着只是为了活着，那么活着还有什么活头？”

这时候，你会去追求更好的自己，去追求活出个人的价值与风采。因为你经历了生与死的磨难，你知道了什么是真正的幸福，什么是有意义有价值的生活，你开始审视与反思过去为了功名利禄而辛苦忙碌的生活是否值得。我相信多数人不会再走上患癌前的老路。这时候，你降低了对物质的欲求，你会发现自己的内心更容易获取安宁。

患者从康复案例中可以获得的七件法宝

我一直主张患者要多与病友交流，相互鼓励、相互学习。那么，患者究竟可以从别人的抗癌经历中学到哪些有用的东西呢？

（一）看到希望

榜样的力量是无穷的。从病友当中看到那么多比自己严重的患者都康复得那么好，希望也就慢慢产生了。患者不怕遭罪，就怕看不到希望。希望比黄金贵重，比任何药物都有效。治病先治心，希望先行。

在抗癌这条路上，英雄辈出。任何病种、任何分期、任何年龄都存在着无数的康复者、无数的奇迹创造者、无数的榜样。

肺癌晚期坚持几十年的，如张林荣大哥。从张大哥身上可以看到“强者恒强，老当益壮”，他的那种精气神、那种活力、那种活到老学到老的精神，是值得患者认真学习的。

上海英子，晚期肺癌患者，癌龄21年，脑部、两肺、脊柱带瘤生存者。服用了靶向药特罗凯16年7个月，2021年停药。其实，2019年已经出现耐药，病灶开始长大。英子姐退休前是位护士长，医务工作者，在治疗上她比普通患者有专业背景。所以，她能更加理性地对待治疗。特罗凯耐药后，她经过了4次基因检测，均未发现突变，因此，没有合适的靶向药可以用。而普通的化疗药她不打算用。所以，这五年来，她一直是在“裸奔”。没有靠谱的方法那就干脆不折腾，这是她的理念。英子姐虽然现在走路有点吃力，但是说起话来依然健谈，甲状腺癌、结石、骨折、摔跤……这些事情在她嘴中都是轻描淡写，没有一丝一毫的抱怨。她说随它去吧，活一天就赚一天。她活得太通透了。她也的确太不容易了。我想到了史铁生，同样的苦命人，同样的乐观向上不抱怨。她心怀感恩，说所遇皆良善之人。英子姐，她活成了一道光，活成了一个坚强乐观的符号，她把磨难当成了修行的道场。她带给了我们勇气与希望。

广品山人，被广大病友公认为精神领袖。他的病情不复杂，但是中间过程异常凶险。2003年他被确诊为胃癌，第一次手术不彻底，复发后行胃全切。全切后吻合口处理不当导致食物反流，无法平躺，体重一度降低到37公斤，差点就没命了。第三次手术重建肠道，力挽狂澜，奇迹康复。2015年起，他的肠道系统又出现问题，不能平躺，食物很难消化吸收……遭了很多罪受了很多苦。山人大哥是我见过的最硬的硬骨头，他用现身说法告诉大家强大精神的重要性，用他的话说，这是“无与伦比的精神力量”。有几个人可以做到长达好几年的时间只能坐着睡觉？有几个人可以做到好几年的时间吃几口饭就得到处不停溜达而对生活不丧失信念？前面是黑暗，看不到亮光，而他依然心中有光，依然满怀希望坚定地走下去，这就是“无与伦比的精神力量”。

丽桥，生病后第二篇博客就鲜明提出“感谢癌症”，这种认知水平与境界是值得我们认真学习的。乳癌脑转移不能手术，无药可救的考拉大姐，笑对人生，与癌共舞，长期带瘤生存。乳癌全身转移，单枪匹马左抵右挡，与癌症奋力周旋十四年的紫藤、二十一年的勇敢的海燕。自学中医自渡渡人的圣地没牙大哥。这样的例子不胜枚举。从他们身上我们见证了绝处可以逢生、一切皆有可能。明白了这一点非常有意义、有价值。这是深陷泥沼、濒临绝境的希望所在，这是至暗时刻的一束亮光，这是坚定信心、决不放弃的理由。

至于我自己，科学治疗，不过度治疗。一边治疗，一边读博士、写书、完成国家课题、发表十多篇专业论文。我没有时间去抑郁，我也没有资格去抱怨。活在当下，做好自己。

2011年，新浪博客取消了博客圈的功能，为了留个纪念，我截屏保存了“新浪博客癌症病友圈”首页。那时候的管理员，有十多位，目前基本都健在。癌症是慢性病的理念越来越深入人心。

同时，癌症是复杂的，由于个体差异大，即便同样的病、同样的医生、同样的治疗方案，预后差异也会非常大，这是客观事实。因此，患者不要去猜测自己究竟能活几年，没有人能提前知道。只管在希望的指引下砥砺前行，相信自助者必得天助。

（二）放过自己

患癌，简单地说，就是细胞在不该生长的时候开始生长，而且停不下来。深层次的原因是基因开关出了故障，失控了。除了放射线、化学致癌物、病毒等能直接作用基因之外，吃喝拉撒睡这些外在的东西对基因的影响是间接的。这种间接作用或许只能加快或延缓基因突变的影响，也就是说外因依然是通过内因才起作用。因此，患癌原因以及复发原因，未必就是你做错了什么，停止自责，摆脱自卑情绪，也没必要怨天尤人，学着与自己和解，感谢老天的提醒，重新审视这寿命很有可能将要打折扣的人生。

的确，这很难。因为随着癌症到来可能会有很多的变化。身体上的变化、精神上的变化，继而投射到工作生活中去。这需要做好心理准备，降低期望值，调整好心态。放过自己，接纳自己，打开自己，绽放自己，没准患癌后的你更精彩。

患癌后人生更精彩的例子很多很多。乳癌患者的杰出代表山东的随和，患癌后很快从情绪的低谷中走了出来，她用骑行来锻炼身体并为自己打气，从山东骑到北京，从中国骑到法国。她没有沉沦，而是放过自己，提升自己，超越自己，并且凝聚了千千万万的乳癌患者共同抗癌。2021年，随和大姐荣获山东电视新闻频道“了不起的山东人”称号。

反例也有。有位病友患早期的乳癌，在可以保乳的情况下，她毅然选择了全切，之后又开始后悔不应该全切。当身体偶尔不舒服的时候又担心另一侧是不是出了问题，整天在后悔与恐惧之间摇摆。肿瘤已经放过了她，但是她却没有放过自己。明明是一个早期的疾病，她承受的却是晚期的痛苦；明明这只是一个插曲，她却硬是把它搞成了主旋律。她的生活质量大打折扣，真的非常令人惋惜。

（三）依靠科学

癌症的治疗是非常专业的，专业的事情交给专业的人去做。发生在我们身上的任何治疗都有风险与副作用，医生会权衡利弊，把握一个度，尽可能让患者受益最大化；作为患者要冷静理性，配合医生治疗，不可以自作主张，更不可以病急乱投医、“多管齐下”，因为抗癌绝不讲究天道酬勤。相信科学，依靠医生，只做必要的治疗。不要拿自己的生命去冒险，尽量争取有质量地延长生命，这才是正确的抗癌理念。

作为患者，我们的医学知识是没法跟医生相比的，有些时候难免出现认知上的偏差。举个例子，有人坚持不了而放弃了化疗或放疗，后来照样康复得很好。于是，质疑医生是不是过度治疗了。其实，医生的治疗方案是严格按照指南来进行的。所以，千万别说“某人跟我一样的病一样的分期，人家放弃了放化疗照样康复了，我也不要放化疗了吧”，这个可真不敢冒险。

（四）避开陷阱

因为癌症难治，所以千奇百怪的各种疗法就会粉墨登场。患者在走投无路的时候，会去进行各种尝试。这个可以理解，但代价与后果也只能自己承担。

不少人相信偏方秘方，假如这些东西真的那么有效，卖它们的人靠着这些偏方秘方足以成为世界首富了。

再比如，某些不良商家把某些权威科研机构的最新研究成果加以包装，来蒙骗患者。患者们错把实验结果当成临床疗效，正中骗子下怀，花了冤枉钱耽搁了正规治疗。

再比如，保健品。曾经有一个卖保健品的人，他的妻子患癌了，他推荐妻子服用自己代理的产品，从而耽搁了妻子正规的治疗，他为此懊悔不已。他现身说法告诫大家，对待保健品的态度一定要谨慎，它绝不能代替医学上的治疗。

总之，治病还得到正规专科医院，这是常识。也许你会反驳，信誓旦旦地举证，我明明看到某某人采取了某某疗法康复得很好啊！你举的例子，我相信。但是，采用过某某疗法和患者的康复，这只是个时间上的先后的关系，并不能确定里面的因果逻辑关系。有太多的人会犯这样的错。因此，由于认知水平有限，病友们在面对这种康复经验的时候都要谨慎借鉴。

（五）走向从容

很多患者生病以后过于紧张，其实，饮食起居、运动锻炼等诸方面，患者和健康人遵循的原则基本上没有大的差别。比如在饮食上过于忌口，反而会导致营养不良。也没有必要花冤枉钱买保健品。治疗期花费不菲，但是，康复期还真的不需要太高的经济花费。白菜、萝卜、地瓜、土豆，都是上等的营养品。它们便宜只是因为产量大而已。空气还不花钱呢，难道不重要？

运动锻炼方面，每个人根据自己的身体情况与喜好，凡是让你精神愉悦、增长体力的都是好的运动，动则有益，过犹不及。

康复期务必要消除紧张情绪，从容地生活。心情好身体自然就好。在《我与癌症这九年》里面我提出“生活处处皆治疗”，从容，乐观，不钻牛角尖。就是这意思。

（六）回归社会

人的社会属性决定了人是群居动物，人与人的关系非常重要，人不可以长期脱离社会。身体允许的话，建议尽可能回归社会。我的观点是只要心情愉悦，忙一点没啥，可能还有助于康复。怕就怕心情不好、压抑、沉浸其中不能自拔，这对身体的伤害是显而易见的。当然，如果工作氛围不好、压抑，那也没必要勉强自己。我这里说的回归社会，不一定是要回到原来的工作岗位。

但是，把自己闷在家里什么也不做肯定不适合。脱离了集体，一个人的时候难免在潜意识里暗示自己是个病人，没病都会憋出病来，何况是罹患大病之人，难免这里不舒服那里不舒服，遇到这种情况更会胡思乱想。

我患病时才刚工作三年，职业生涯刚刚开始。除了治疗，我一直没有脱离工作岗位。在团队中我找到了自己的位置，同时，也得到了领导、同事的关心与帮助，工作也让我每天的生活有规律，这对我的康复是有好处的。

（七）直面灵魂

患癌是生命的分水岭。伴随癌症而来的恐惧、绝望、反思、顿悟、美好的愿望，都是刻骨铭心的。重新审视自己的生命，直面内心深处，你会比任何时候都清醒自己究竟想要什么，比任何时候都清楚什么重要什么不重要，比任何时候都明白自己的生命究竟应该怎么度过。对于可能打了折的寿命，生命质量变得尤为重要。既然每个人都是暂时活着，活得精彩比活得长久更重要。如果没有精彩地活过，如果没有按照自己的意愿活过，如果没有认认真真地爱过、哭过、笑过……活到一百岁又有什么意思？洒脱一点吧，大声告诉病魔：我可以被战胜，但我绝不会被征服，我来到这个世界就没有打算活着回去！

现身说法带病友走出情绪低谷

这位老弟是在网上找到我的。他的病情并不严重，经过规范治疗，警报已经解除。他的复查结果很稳定，本来是件可喜可贺的事情，可是他却抑郁了，需要看心理医生。

我告诉他需要尽快回归正常的工作与家庭生活。

那么，癌症患者如何回归正常的工作生活与家庭生活呢？

患癌以后，我们被病魔折磨成了弱势群体，无论是身体上还是精神上，都大不如前，尤其是精神上。这是客观事实，我们不回避，要勇敢面对。在工作上，患者需要根据自己的身体状况进行必要的调整，需要降低对自己的期望值，尤其对功名利禄看淡一些，能做什么就做什么，能做到啥样就做到啥样。在家庭里，我相信家人最大的期望是我们能活下去。只要能活下去，这个家就完整。

然而，不少患者心态存在问题，借助“癌症患者”这把“保护伞”，处处要求单位、家里人照顾。于是，在单位混日子，在家里当老爷，把自己与外部世界之间画了一条线，对立了起来。这种状态短期可以，长期是不行的。这是被动的、消极的状态，是不利于康复的。

的确，癌症患者是弱势群体，在工作中受到劳动法的保护。但是，如果把对自己的要求降低到保住饭碗混日子，那实在没多大意思。假如换一个姿态试试呢？

2005年8月12日我做了伽马刀手术，8月15日我就恢复上班了。后来的历次复发，治疗一结束，只要我身体允许，都会主动重返工作岗位，从来没有人催过我。

2007年7月开始的放化疗，一直到2008年4月治疗才结束。这期间经历了岳父与父亲的去世，经受了脊髓手术化疗放疗的折磨，可谓身心俱疲。然而，7月份还在暑假里，我还是主动去上班了。当时，我的导师古教授得知我暑假回来上班了感到很意外，他特意提醒我没必要每天来，看文献的话也可以在家里看。

2008年9月我恢复了博士学位的攻读，每门课我都学得很认真。有一门课需要晚上到另一个校区去上，我也风雨无阻。学院年底搞活动，我自编自演与同事搭档说相声，连续四年，即便复发了也坚持上台表演。在与疾病的斗争中，我没有往回退，反而更加无所畏惧了。我不需要别人开导我，反而会编段子逗大家开心。我在各种场合给学生们讲我的经历和感悟，告诉大家应该如何面对困境，帮助他们鼓起战胜困难的勇气。

领导与同事为我的坚强与乐观的精神竖起大拇指。我没有成为单位的累赘，我力所能及地把我的工作稳步推进。患癌后，我发表十多篇核心与国际期刊论文，完成国家自然基金课题，拿到博士学位，还利用业余时间写了两本书。

在生活上，买菜、做饭、洗碗，养花、养草、养龟、养狗，练书法、弹吉他，我也尽可能地让自己活得精神愉快、有滋有味。所以，毫不夸张地说患癌之后我活得更精彩了。

我自己主动去调节情绪，积极地工作生活，每天斗志昂扬，这对免疫力应该只有好处没有坏处。

我对这位小兄弟说，你如果像我这么满怀热忱地去工作生活了，你就没有时间去抑郁了。本来你的复查结果很好，可以一直开心到下次复查的到来，可是你却在浪费这么好的局面，这实在是太可惜了！你的癌细胞已经被消灭或者在垂死挣扎，你这一抑郁反而是在帮它的忙，这太不划算了。你应该去好好与家人相处，而不是让他们对你担惊受怕啊！你要主动出击、反客为主地去关心你的家人、你的同事。你这么做了，你的抑郁不仅会不治而愈，你的癌症也会离你越来越远。

后来，这位小兄弟慢慢走了出来，通过他的朋友圈，我看到了他热气腾腾的生活、幸福和睦的家人。他的状态越来越好！

新病友的榜样

（一）

有位病友在公众号后台留言向我求助。面对新病友，我通常会抡起我的心理疏导“三板斧”：

第一，放下恐惧，树立信心。癌症没那么可怕，癌症越来越成为一种慢性病；每个人的预后情况与恶性程度等没有必然联系；要树立信心，充分发挥个人主观能动性，保持好的心态，每个人都可能创造奇迹。

第二，科学治疗，积极自救。

第三，看穿生死，活在当下。人生质量比生命长度重要。

看了她给我的认真回复，我对她肃然起敬。作为一位新病友，取得病理结果后短短一个半月的时间，她已经为自己建立起了一套“支持体系”。这套体系包括但不限于：学习了健身气功，看了很多相关书籍，联系上了我这位抗癌公众号作者。

这就是我说的积极自救，她人生的智慧到了这时候全派上用场了。

“我现在每天只允许自己难过三次，今天就没有难过”，这个细节让我很感动而敬佩。这是在与自己讲和，这是在为自己打气，这是自我救赎之路。我坚信她能尽早“爬出这个坑”。我坚信，奇迹就属于这样的人。

我的三板斧，也是抗癌三部曲——放下恐惧，树立信心；科学治疗，积极自救；看穿生死，活在当下——我相信她全部都能做到。

（二）

一位素昧平生的读者，手术苏醒后第一时间给我发来微信：杰人大哥，刚手术完，感谢您的公众号这几天给我带来无穷的勇气和信心。

我查了一下，他是2023年7月4日才关注我的新读者，之前从来没有联系过我。后来他告诉我，他6月27日因为拉肚子去看病，怀疑有恶性肿瘤。6月29日就从外地跑到了上海权威的医院就诊。7月6日会诊，7月13日住院，7月14日手术。一气呵成，效率之高令人赞叹。从发现情况到手术，满打满算半个月而已。在这短短半个月的时间里，他除了看病还阅读了我2020年之后发布的所有文字。他一边积极就医，一边抓紧学习，很好地诠释了我一贯主张的“自助者天助”这一抗癌的核心理念。

他跟我们所有人一样，发现自己得了恶性肿瘤一定是意外而震惊的，少不了也是惊慌失措的。抓紧时间一边调整心态，一边去积极迎接挑战，这是患者最应该有的、最正确的、最科学的姿态。

正如他所言：“面对现实，分析现实，改变现实；发现自己过去的致病因素，从心态、睡眠、饮食和运动方面改善，激发自己的免疫力；爱自己，爱家人，爱朋友，感谢您！”

他和我一样都是28岁当爹，我30岁生病，他31岁生病。他告诉我：“可能您还没意识到，您的公众号的内容分享的意义。您的内容使我坚定信心，我儿子3岁，我要看到他成年、上大学、结婚、生子，我要升华我自己的生命，我要做一些有意义的事情。原本总觉得工作、带娃、陪老婆之外才是我自己的独立的时间，现在才会发现，这些都是我的时间，只是原本的我总是忧虑未来、抱怨过去，从现在开始，我要努力保持正念，活在完全独立的当下！”

他在这么短的时间里，诊断明确、确定治疗方案、阅读大量抗癌相关的文字，这处变不惊的定力、这信息搜集能力、这领悟能力、这执行能力，一步到位。这才是患者应该学习的榜样。我相信他一定会康复得很好！祝福他！

生病不过是借事修人、借假修真

（一）此心安处是吾乡

国庆中秋是团聚的日子、举家欢庆的日子。外地来沪手术的病友顺利出院了，但情绪很沮丧。她说，“杰哥，今天出院了，我老公带女儿来了，本来想着她来我会更开心，但是心情有些沮丧。看着路上人来人往，车水马龙，大家在高兴地准备过节。而我，要一家人窝在出租房里，妈妈和我姨妈要照顾我，本来别人的妈妈不需要这么辛苦的，别人的老公和孩子也不需要面对这些的，都是我的原因，让他们不得不面对这一切，我好难过”。我读出了满屏的愧（fu）疚（neng）感（liang）！而藏在她的愧疚感之后的是满满的幸福。她从一个边塞小城来到中国最繁华的城市最权威的医院就医。顺利手术，顺利出院，举家团聚，在这个值得庆祝的时刻怎么就沮丧了呢？你对得起得来不易的这份幸福吗？患者苦，家属更苦。家属围着患者转，患者的一颦一笑都牵动着家属的心。患者有没有想过，你的一个笑容能带给家属多少的安慰？只要能顺利治疗，他们再苦再累也在所不惜。我那时候不懂，等我懂了已经晚了。于是，我赠诗一首给她：

一人生病三人陪，
棉袄贴身又贴心。
国庆中秋双节至，
顺利出院喜临门。

只要举家能团聚，
哪管是沪还是云。

（二）人生不过是借假修真、借事修人

年年中秋，今又中秋。月月月圆，今又月圆。月盈则亏，月缺则圆。圆缺之间经历了无数个轮回，还会继续轮回下去。诗云："**今人不见古时月，今月曾经照古人**。"我同意前半句，但是觉得后半句值得商榷。从文学角度上讲，后半句很美。但从科学角度，"今月"已经不再是照过古人的那轮明月了。时过境迁，物非人非。变化是唯一不变的真理。要想看到古时的明月，除非时光倒流。但时光不会倒流，也无须倒流。即便重来一次，一切还原到当初的场景，人与物一切都是曾经的模样，一丝一毫不曾改变，那么，**一切就会好了吗？人就会懂事了吗？就会开悟了吗？就会圆满了吗？就会珍惜了吗？**不！你我他，还是会像过去那样我行我素、理所应当、不知轻重、不懂珍惜。唯有失去了，方能领会、方知懊悔，这难道是我们碳基生命的致命缺陷？**我们没有过去，我们没有未来，我们唯有当下**。当下的一刻，你的至亲在，你的爱人在，你的小棉袄在，你只不过换了一个地方团聚。放下过去，不惧未来，此刻的你，比很多人都幸福。人的一生，看穿了就是"借假修真、借事修人"。比如你生病了，借着生病这件事情把你们一家人聚拢在一起了，这个空前的爱的表达、空前的爱的氛围、空前的心与心紧紧贴在一起的凝聚力，所有的这些美好倾注而下，这是你生命中的配额。此刻你正在享受，坦然悦纳便是。这种幸福配额有多有少，不会永远用不尽的。一件好的事物，往往是借助一件坏的事情得以表达；人性之中最光辉的一面往往是借助最坏的事情才得以呈现。忘记疾病，好好享受。你除了好好享受当下的幸福，别无选择。这份福报，你是否接得住，就看你自己了。

一场生命与生命的对话

(一) 关于性格

病友:

我是快到退休年龄的女士,罹患癌症,觉得特丢人。领导对我非常信任,一定要我继续上班。班是上了,但我整天活在忙碌的工作和对别人议论、笑话的担心中。从生病以来做得最多的就是反思自责,也很委屈。我是一个追求完美、负责任又特在乎面子的人,所以一直很努力、很努力地工作,又常常为了哪里不完美做得不好而责怪自己。我的工作很忙,做起来压力也很大。说实话继续工作也是为了多些收入,但工作压力太大,又怕身体受不了,所以纠结。其实,我的孩子已经成家,经济负担并不重。我的问题:我该怎样面对这种情形,我是不是不该上这班了?

答:

(1) **生病是自然规律,与道德品行无关**。生病并不可耻,不是什么见不得人的事情。我有一位乳腺癌的病友,甚至把自己全切伤口的照片发朋友圈。她是医务工作者,在她眼里,胸部的皮肤和脸上的皮肤,只是位置不同而已。我看到照片,觉得她很坦荡,很敬佩她的洒脱与勇气。而事实上,我的右腿肌肉萎缩,够得上四级残疾,我也从来不遮遮掩掩。嘲笑别人的人,万一他们遇到点什么问题,更容易陷入情绪的漩涡而无法自拔,因为他们也会猜度别人笑话自己,认为全世界的人都在看自己的笑话,这才叫报应呢。我知道你怕别人笑话并不是因为你也曾经有过笑话别人的心理，而仅仅因为你是特要面子的人、追求完美的人。要不要继续上班并不取决于担心被别人议论嘲笑的问题。因为，退休了也会接触人，也有被嘲笑的可能。

（2）**生病与性格有关**。追求完美、责任心强、爱面子、习惯于自责、敏感、很在意别人的看法与评价……这样的个性活得累，更容易患病。我也算是这样的个性，而你可能有过之而无不及。

（3）**个性很难改**。爱面子的人变成厚脸皮的人，这很难的。你要么换一个比较轻松的岗位，要么就退休回家。毕竟你有退休金，而孩子已经长大成人。如果继续坚守目前的岗位，你还是一如既往工作忙、压力大，你又认真、追求完美，大事小事自己扛，责任心强，太在乎别人的评价，这些都是对你的健康不利的，而且都是很难改变的。

（4）**个性必须改**。如果你不上班了，能够心安理得，能够心情舒畅，那当然就不要上了。问题是你能否真正接受经济上的落差和身份上的变化？是否真的能做到心灵上的解脱而不后悔？还是说那种解脱只是自己想象中的，而实际上就算辞职了，你还会面对其他的压力与困惑呢？这只有你自己才知道，就像“小马过河”说的那样。所以，再进一步讲，工作只是一种形式、一种载体，你的主要问题在于：过于认真；追求完美；太在意别人的评价；总想得到他人的认可，从而凡事自己扛、不懂得示弱、疲于奔命。工作、生活中，都是如此，道理也一样。你是现实生活中活得最累的一类人。所以，辞掉工作容易，改变自己难。要想真正“心安理得、心情舒畅”，必须从自身下手。遵从内心的声音，为自己而活。

(二) 关于价值

病友:

生病以来,我做的最多的就是反思,最终我把所有的问题都归结在自己身上,意识到自己一直以来所做的一切都是在证明自己的价值。结果,现在得病了,觉得自己没价值了,不仅没价值了,还会给家人给社会带来负担,找不到生存的意义了(您也许会说我这是矫情吧)。我不愿任何人知道我生病,甚至我得病做手术这事除了我老公和我们领导外,没告诉任何人。所以生病这事,对我来说,面子比病本身还重要,所以焦虑、纠结、感觉丢人等每天折磨着我。

答:

(1)《恩宠与勇气:超越死亡》里有句话:"痛苦(生病)不是惩罚,活着也不是奖赏。"患癌不可耻,患癌也未必是我们的错,停止自责,坦然接受命运的安排。生病,这何尝不是老天的提醒与眷顾呢?自责与负疚感是严重的负能量,会大大削弱我们的免疫力。什么事情都喜欢自己扛,出了问题总是把责任归咎于自己。其实,这还是性格问题。

(2)家庭成员任何一个人患病,其他成员都会全力以赴的。假如一家人一定要有个人生病的话,我们一定会选择生病的是自己。生病这事连自己已经成家的女儿都不告诉,可见你平时一直是处于强势的、照顾他人的位置。但是,这件事情需要全家人来分担,需要给女儿一个成长的机会,必须要告诉她。当然,方式方法很重要。不要给她太多的思想负担。关于价值的问题,目前生病了,乐观面对、积极治疗就是目前你最大的价值,对于家庭、社会,都是如此。等你康复了，你还能为家庭做更多的事情。至于工作，到了退休年龄，奋斗大半辈子了，本来也该颐养天年了。

（三）关于孝心

病友：

我对孩子以及娘家婆家的兄弟姐妹都是竭尽全力去帮扶，我对亲戚们都好。我拼命工作努力赚钱，就想好好孝敬我妈（我妈一辈子太不容易），让一家人都幸福，让我妈高兴。可我妈突然因病去世了，我一下就崩溃了，我天天反思自己，觉得哪哪都没做到位，对不起我妈，很多事甚至是想悖了，从自以为的孝子变成了不孝之子，我自责至极，至今走不出。

答：

（1）你是付出型、奉献型的人。所以，你累上加累。你奉献太多。甚至没了边界。尤其是你对家人（娘家人、婆家人）担负起了无限责任。你付出太多了！其实你很了不起，你很伟大。但你不该扛起所有。这是核心。

（2）你母亲的事情不要过于自责，你所做的出发点一定是好的、出于孝心的，至于结果跟你想象的不一样，甚至背道而驰，那也不能怪你。全天下只有母亲最容易理解、谅解、体谅自己的儿女。她最希望你好！你要开心起来她在天之灵才能安息。

（3）你的自责，还是性格与为人的问题。付出了那么多，最终却抱怨自己、埋怨自己，你对自己太严格、太残酷。你对得起全天下的人，唯独亏待了你自己。两点建议：第一，要学着对自己好一点。第二，我们没必要让所有人都说好，人生在世问心无愧就好。

(四)关于就诊与进组

病友:

我在春节前自己发现长了一个东西,鉴于年底放下工作太不负责任,也不想让家里人过不好年,便在害怕焦虑中忙碌着,直至过了元宵节后才去医院检查并基本确诊。后来做了全切手术。等拆线回到家后,一边上班,一边忙家里的事情。关于什么性质、下一步怎么治疗,一点都没想,就觉得专业的事由专业的人来做才是对的。一个月后复查,医生说你这病的情况非常符合进组治疗。于是,做了4个疗程的化疗。最近在与病友交流之后开始怀疑自己进组的选择是不是错了。迷茫、焦灼。

答:

(1)进组,当然医院有医院的目的,药厂有药厂的目的,我们只需要关心我们的目的能否达到。我们免费治疗了,这是我们的目的。至于效果怎么样?的确具有不确定性。但是所有的好药都是经过这个过程筛选出来的。安全性应该不会存在问题,疗效待评价。没啥好焦虑的,做了就做了,就算效果不好,也不至于加重你的病情。密切随访即可。

(2)怀疑自己长了一个不好的东西,为了工作与家庭,从年前推迟到年后,一直过完元宵节才去检查确诊,这还是一个为人处世的问题。处处顾全大局,处处替别人着想。牺牲自己,成全他人。这的确很伟大,但是有没有这个必要呢?我说不清楚。但是,你这样做的确太累太不容易了。你的伟大也无形中剥夺了一次家人对你献爱心的机会。他们知道以后会心疼你,也会责怪你。家人的健康比任何节日都重要百倍。

（五）病友感悟

病友：

（1）之所以迫切地求助于老师，就是敬仰老师了不起的大智慧和超人的毅力，看准了您分析问题客观透彻、一针见血。您的一番话犹如当头一棒，让我生病以来一直乱糟糟的头脑，开始划分区域，逐渐清晰。当下，我最应考虑的是，看清自己，结合实际，彻底弄清我该要什么、该做什么，而不是想要什么、想做什么。**【做出改变，活出自我。】**

我的能力是有限的，不该妄想去做好那些超出自己能力范围的事；我很多时候的付出和担当累了自己，也耽误了别人的成长和能力的发挥。过去的无法再来，接纳当下的一切，不再自责，接受自己的平凡甚至是平庸，感恩现在拥有的一切（家庭和睦，娘家婆家两方都好，孩子成家立业，自立担当）。**【停止自责，感恩拥有。】**

（2）老师，您说得很对，我有反思过，我从来都同情弱者，自己却成了弱者；从来大事小事自己扛，现在拿不起放不下了；从来都慷慨地付出，现在却为究竟要不要继续工作纠结了；明明知道生命的无常，却不能承受失去之痛……我想要的太多了。自己因为欲望造成如今的样子，没有无因的果。**【道理简单，执行很难。】**

（3）老师，您一眼就看出我的虚荣心，那种时时事事都想被人认可的心理。还有关于是否继续工作，要考虑个心安理得、心情舒畅，这确实是个关键。不上班了，就得接受以后经济上的一般般，心和精神是否真就放下了、轻松了，还有真要辞职也得把所有负责的工作都理个清楚，让领导放心，这也需要时间。总之，深深地感恩老师的大爱，给了我莫大的启迪，帮我从思想的烂泥潭里揪出了个头，身子什么时候上来还得靠进一步理解感悟，弄清该干什么，明白舍得之道。老师，昨晚，我破天荒地连续睡了五个小时。**【上班有上班的好，退休有退休的好，不同的工作性质与岗位要结合个人的性格、身体、心理因素，权衡利弊。因此，是否选择坚持上班，与班有关，也与人有关，没有标准答案。】**

（4）这两天，您的话我反复听了好多好多遍，您说这病是老天在帮我（让我顿悟），我觉得此时让我遇到您也是老天在帮我，和您聊之前，我看到的是智慧豁达、客观通透的您，在您给我说了这么多之后，便又觉得您是个那么亲切真诚，有温度、大爱和智慧的人。您不仅把我的问题分析得透透的，并且答案就在分析里，在您给我讲的您及病友的故事里。同时，我还感觉到了您的理解，这让我深深地被感动。生病丢人的问题、对妈妈愧疚自责的问题，目前似乎想明白放下了。关于进组的事也释然了，再说怎么都无法重来了。目前就是是否继续工作的事还在犹豫纠结，但大体也有了决定。认真负责追求完美的工作习惯也不好改了，只要干，责任和压力就很大，睡眠不好的问题就不会得到改善，哪件事处理不好，晚上就睡不了觉。名和利的背后都是代价，对于我这种很执着的人来说，付出的也许会比常人更多。正如您所说，得这病是老天在帮我呢，让自己放下这些年来所背负的沉重压力和包袱，从此让精神和心理轻松些，也许更有利于自己的康复。退下后，过平常人家的日子，人家能过咱也能过。**【华丽转身，需要莫大的勇气；做出改变，得到全新的人生。】**

（5）**道可顿悟，德须渐修**。老师的这番分析与开导，总算让我看清了些自己的问题。我对此深深地感恩，不能辜负老师的这份大爱，好好康复好好生活。思来想去，除非彻底辞职，否则责任还是要担的，也示弱不起来……还是多活几年更重要些，干脆舍名利得清闲吧！这样放弃，心里也多有不甘的。还是您提醒得到位，得病是老天来帮我的，不是来惩罚我的。这之前我一直认为得病是因为我哪哪做得不对，是老天对我的惩罚。不管怎样，身心轻松是我目前最需要的。虽然会有些遗憾，但也许这就是老天的安排，尽人事听天命吧！人生的意义也许还会有很多，从此转身（希望是华丽的）开辟新的人生意义。老师，尽管您比我高了那么多层次，但您句句话都说在了我心里，真的站在我的角度为我着想，让我感觉好温暖，耽误了您的宝贵时间，既感激又深感歉意。**【彼此学习，您有收获就是对我的时间付出最好的回报与肯定！】**

（6）**天欲福人，微祸警之**。就这祸稍稍大了些，但也比自己继续作践下去好很多啦。和老师交流下来，发现自己开始进步啦，感恩老师，善莫大焉，功德无量！**【祝福这位病友！】**

学习王阳明，治病先治心

（一）

王阳明，明代杰出的思想家、文学家、军事家、教育家。本名王守仁，号阳明。浙江余姚人，享年57岁。他精通儒道释，与孔子、孟子、朱熹，并称为孔、孟、朱、王。王阳明是儒家学说传承过程中的重要人物，被称为封建王朝最后一个圣人。

一提到王阳明，大家自然会想到“王阳明心学”。王阳明心学的三大核心思想——心即理，致良知，知行合一。

心即理。王阳明主张心就是理，理就是“天理”，他认为世界上不存在人心之外的事物和道理。二者本来就是一体的。自己的本心，就是没有被私欲遮蔽的那颗心，那就是天理。除去人的私心，就是符合天理。心是一切万法的根源。世界万物都来自我心。吾心即宇宙。

虽然王阳明是主观唯心主义的代表人物之一，但是在抗癌过程中，有很多值得我们借鉴的地方。

既然人人都有和圣人一样的心性，为何我们没有成为圣人呢？比如，我们天生就具有亲近父母的心性，为何有的人却不孝顺父母呢？这是因为我们这颗亲近父母的“初心”在后天的生活过程中被蒙蔽了。比如你认为父母不爱你或对你爱得不够，这个认知就会压抑你对父母的亲近之心，但是这颗亲近之心一直都在的，一旦你纠正了这些错误的认知，你就会重新体会到你固有的圣人心性，你就能从亲情的痛苦中解脱出来。

阳明先生认为所有的痛苦与烦恼都不是外部世界强加给我们的，都是源于我们自己的认知，源于我们这颗心。也就是说我们的内心世界是一切问题的根源，也是解决一切问题的最终途径。心什么样，世界就什么样。心改变了，世界就改变了。因此，人生的重点就是经营自己的内心——剖析内心、找到问题、寻求答案、解放自我、突破自我。生命的过程就是不断颠覆自己认知的过程，就是内在不断提升的过程。

致良知。我对此思想的个人理解是：每个人心里都有良知。致良知就是按照自己的良知去做自己应该做的事。但是我们的良知经常会被我们身上的“五毒”所蒙蔽，这五毒分别是“贪嗔痴慢疑”。因此，我们需要修心养性去掉这“五毒”，我们在现实世界中遇到的一切艰难险阻都是来帮我们修炼的。只有在逆境中，我们才能更好地修炼自己。

知行合一。我理解的知行合一指的是行动与良知合一，知行合一的核心是致良知。

（二）

如果将他的博大精深的思想用最简化、最通俗、最容易理解的三句话来概括的话，那就是：

【我们应该摸着良心做事】每个人的内心原本都有善恶是非与良知，我们为人处世应该摸着良心做事。（知行合一就是让行为符合内在的良知）

【所有的痛苦与不幸都源自内心】世界上不存在人心之外的事物和道理，你看到的一切、经历的一切都是自己内心世界在外界的投影。

【人生的重点是经营内心】所有的痛苦与烦恼都不是外界事物强加给我们的，都是源于我们的认知，因此，我们的内心世界是一切问题的根源，也是解决一切问题的最终途径。

当然，我这么总结是大大地简化了，他的深邃的思想远不止于此。

（三）

阳明先生说“心狭为祸之根，心旷为福之门”。为人处世，心胸要豁达，原谅一切可以原谅的人，放过别人就是放过自己；为人处世，眼界要开阔，立足当下，踏踏实实，走好每一步。

阳明先生说“世以不得第为耻，吾以不得第动心为耻”。他告诉我们身处逆境并不可耻，为逆境所困才可耻。我也模仿阳明先生送大家一句：世以生癌为耻，吾以生癌动心为耻。（生癌症当然是一件不好的事情，但是，因为患癌而自卑、而引以为耻那才是真正的可耻。）

希望患者朋友们，去除内心中的“噪声”与“垃圾”，观察到自己内心的真实想法；通过行动改变自己，让自己朝着乐观健康的方向转变，通过不断迭代，不断打破自我边界，通过不断经营自己的内心，让自己的内心主宰自己的命运。

祝大家心想事成！

第二章　治疗癌症
拿起科学武器·理性选择

把治疗上的事情交给医生

很多患者热衷于查文献、看资料，研究自己的疾病类型以及治疗方案，而我告诉病友我并没有这样做。我有生物医学的专业背景，正因为我了解癌症的复杂性，我才不去花心思研究它。专业的事情交给专业的人去研究就对了。

人体是一个庞大而复杂的系统，我们目前对这个系统的认识还很肤浅。癌症的发生是由于正常细胞产生了变异，这种变异是由于在分子的层面出现了问题。我们的免疫系统识别不了这些变异了的细胞，就像我们的摄像头无法辨别马路上正在行驶的汽车哪一辆是刹车失灵的一样。免疫系统无法识别并清除这些变异了的细胞，这些细胞不断分裂增殖，最终长成了肿瘤。那些只在原地生长不乱跑的肿瘤多数是良性的，那些转移到别处生长的肿瘤是恶性的。

正是因为细胞本身变异了，这才导致我们的免疫系统识别不出来了，所以也不能把责任都推给我们的自身免疫力。我们不妨把人体的免疫系统比作篱笆，篱笆里面是羊群，外面是狼。狼把羊吃了，说明篱笆出了问题。分几种情况：

（1）篱笆太矮，整体提高，可以挡住狼，这个有效；

（2）篱笆正常，狼化妆成羊，潜入羊群，这个靠篱笆就解决不了问题了；

（3）篱笆有破洞，也相当于木桶缺了一块木板，加强原有的木板于事无补。这算系统性的缺陷。

以上的比方其实并不恰当。癌细胞是正常细胞慢慢演变来的，好比一个好人慢慢地变坏了，这种变化不容易从外表上被察觉。所以，不是外面的狼来了，而是某只羊变坏了、变失控了，这只羊拼命繁殖且长生不老了。这只变坏的羊跟其他的羊从外表看起来并没有明显的差异。这些无穷无尽生长出来的羊挤占了其他羊的生存空间，最终所有的羊同归于尽了。

所以，如果免疫系统本身有了某种缺陷，或者肿瘤细胞伪装了自己躲过了监测，提高免疫力则不能解决全部的问题。即便如此，我们依然要努力提高自己的免疫力，让自己更强壮，因为我们的免疫力还要对抗病毒、细菌，以及抗得过放化疗的伤害。

当你了解了癌细胞的特征，了解了细胞的精密性之后，你会发现放疗、化疗的相对粗放。问题是出在了分子水平，而我们不是在分子水平上去解决问题。我们是要把这些出现问题的细胞全部杀死，理论上只要剩下一个没有被杀死，它就可以无限分裂增殖、卷土重来。既然癌细胞是在分子层面出了问题，它是失控的正常细胞，那么，从表面上看很难区分癌细胞与正常细胞。我们的化疗药与放射线在杀死癌细胞的同时，往往会把正常的细胞也一并杀死。当然，癌细胞由于分裂旺盛，比正常细胞更容易吞进毒药、被射线打断。因此，它们比正常细胞更容易被杀死。但是，癌细胞还有一样本事，它可以把毒药吐出来从而逃避杀伤。后来，能够精准瞄准癌细胞的靶向药被研发出来，大大降低了治疗的毒副作用。然而，癌细胞很快就可能变异，让靶向药认不出来，出现耐药了，甚至于研制新药的速度赶不上癌细胞变异的速度。

放化疗是双刃剑。有不少患者果断放弃了化疗，活了下来。也有很多患者咬牙坚持完化疗也活了下来。那么，你说这个化疗到底应不应该做？有人放弃了化疗，生命走到了终点；也有人咬牙坚持完化疗也走到了终点。那么，又该如何评价？以上四种情况会出现在同一种类型的癌症患者身上。你问医生这是为什么？医生说这是个体差异。

正因如此，我始终不建议病友之间热衷于总结、传授自己的治疗经验，因为你的这个总结很有可能是错的，就像我不能简单地说我是完全靠伽马刀治好了我的病，即便大概率的确如此。另外，淋巴瘤，属于血液病范畴。一般采用化疗、常规放疗，几乎没有完全靠伽马刀治疗并长期存活的，我是比较罕见的病例。因此，过来人要慎重总结自己的康复经验，患者更不能盲目效仿。

另外，癌症的遗传异质性（肿瘤在生长过程中，经过多次分裂增殖，其子细胞呈现出分子生物学或基因方面的改变，从而使肿瘤的生长速度、侵袭能力、对药物的敏感性、预后等各方面产生差异。）内源性疾病的特点、治疗的副作用、药物研发的挑战以及抗药性的产生等方面，都造成了癌症治疗的困难。

因此，体系的复杂性、治疗方式上的相对粗放，加上个体的差异，这就导致了很多情况的“说不清”。而你却按照一加一等于二的思维去总结自己的康复经验，这是不可取的。病友们没必要把自己的精力放在研究治疗方案上，我们只需要找到最擅长治疗我们的医生就可以了。

医生不是万能的

（一）术业有专攻

医生看病是一件非常专业的事情。医生的分工很细，有不同的专业领域，任何一位医生都有局限性。这就好比，同样是老师，有教英语的，有教数学的。因此，即使是医生，也未必能准确回答患者提出的问题。就算你找的恰好是专业对口的医生（比如你是乳腺癌患者，找到的是乳腺外科的专家），这位专家若对你的既往病史不了解，你提供的数据很有可能不足以让他给你明确的答复。就算医生把你的所有就诊资料和记录都看过，他给你的建议或方案很有可能跟其他专家说的不一样。因为肿瘤治疗的难度与复杂性，不同的专家看问题的角度可能不一样，有的专家偏激进，有的专家偏保守；有的专家更侧重五年生存率、治愈率，有的专家更侧重生存质量。专家的专业素养、治疗经验、治疗理念的不同，给到你的建议或方案肯定也是不一样的。

更别说你去咨询的不同专业领域的专家。患者通常要接触负责手术的外科医生、负责化疗的肿瘤内科医生、负责放疗的放疗科医生等多个科室的专家。每一位专家都是从自己专业角度出发考虑问题。你不能奢望去问一位放疗专家化疗方案，反之亦然。比如，你头颅内发现一个病灶，外科医生说我可以手术，但开颅手术有风险；伽马刀医生说，我可以给你做伽马刀，副作用不大，但我无法保证像外科手术那样彻底；化疗医生说，我有种小分子药物能透过血脑屏障，可以化疗；放疗医生说，局部照射疗效也不错。你说，你该怎么办？

因此，治疗上遇到让你纠结的事情，你最好去找你的主治医生咨询。如果你不放心你的主治医生，还可以换另外的专家咨询。提供网诊的“好大夫在线”就是一个很好的途径，是对现有医疗体系有益的必要的补充。对患者来讲，是高效而便利的。咨询完一圈过后，最终拿主意的还得是你自己。

（二）医生是人不是神

医生不是神。医生自己生了病也要找人去看病，从县城到省城到一线城市。一线城市的医生也不是万能的。患者作为非专业人士，总是把医生和医疗想象得太神秘、太强大。岂不知误诊是难以避免的，甚至低级错误、医疗事故也不鲜见。

医务工作者也是像我们一样的普通人，是人就会犯错，是人就有人性的弱点。你允许自己工作不认真上班摸鱼混日子，你有什么资格要求给你提供医疗服务的医务工作者，同样也是工薪族们，一定要兢兢业业、精益求精、万无一失、无私奉献？当然，由于职业的特殊性，我相信绝大多数的医生都是尽职尽责为患者考虑的。只有能力不足的医生，没有故意把患者治坏的医生。

医学上最大的困惑是什么？

有一次，我去医院偶遇马医生。他问及我身体情况，我说自从2012年的伽马刀治疗后一直稳定。我说最近从一篇文章中得到启发，我认为有可能我的伽马刀的局部治疗激活了我的免疫系统，从而治愈了我颅内潜在的看不到的病灶。他笑笑说："不要想那么多。医学中最大的困惑是不确定性。很多东西说不清的。我坚信你是好人有好报。作为医生，我深知医学并非万能，在充满不确定性的前提下，我对自己的要求是不放弃任何机会尽全力帮助患者，同时，多做好事。"

这是一位医学专家的原话。马医生二十多年的职业生涯让他成为医学专家的同时，更让他深刻领悟医学的不确定性，让他深深懂得敬畏生命与保持谦卑，让他发愿多做好事尽量帮助更多的患者。我从他身上看到了人性的光辉与信仰的光芒。

关于医学的不确定性，美国健康政策顾问阿图·葛文德医生认为："医生应该转变自己的态度，不把呈现确定性作为职业的唯一价值，转而以友善与共情去安抚惶惑的病人和躁动的家属。"

看到此处，我想起了特鲁多医生的墓志铭："有时去治愈，常常去帮助，总是去安慰。"这也是广大医务工作者的座右铭。

回过头去想，马医生恰恰是践行了医务工作者的这种"有时、常常、总是"的精神。2005年，是他在我做了两次CT没有找到问题的情况下建议我去做核磁共振的。也是他告诉我这种不到两厘米的脑肿瘤对于华山医院的专家来说就是"小儿科"。这"小儿科"三个字曾经给了我莫大的安慰，帮我度过了最难熬的那段日子。能帮则帮，能安慰则安慰，然后呢，然后只能交给“不确定”。

“小儿科”是安慰剂，“不确定”才是残酷的真相。如何让“不确定”变为“确定”，只能交给科学，交给时间，交给命运。而且，“确定”与“不确定”也是在相互转化、动态变化的。生命作为大自然的一部分，其复杂性远超我们的想象。以挽救人的生命为目的的医生，就算是葛文德这样的医学大咖，也不得不承认“医学最大的困惑就是不确定性”。

面对“不确定性”，我们能做的，正如马医生做的那样，对生命保持最大的敬畏与谦卑，对人间抱以最大的真诚与友善，其余的，命运自有安排。

人体是复杂的、变化的，每个人又都是不一样的。正如现代临床医学之父威廉·奥斯勒所说的，医学是一门充满了不确定性的科学，同时又是充满了可能性的艺术。

我们抗癌的终极目标是什么？

基因的突变是随机的，癌症的发生是必然的，癌细胞又这么难对付，病友的治疗经验又很难复制。那么，我们浩浩荡荡的抗癌大军，终极目标究竟是什么？

其实说白了，我们治疗肿瘤的目的不是为了痊愈，是为了有质量地延长生存期，这才是最关键的核心。明白了这个道理，才会避免进行过度治疗。实事求是、客观理智地对待肿瘤的治疗，就是要有质量地延长生存期，我们把目标定得客观一点或者说定得低一点，没准我们可以收获一份惊喜。

我们要从本质上认清楚人的生命，它就是一个过程，就算不生病，人的寿命大多不过七八十年。因此，上了岁数的人更应该从容地面对肿瘤，史铁生说得好，死亡是人类面临的共同的不治之症。

死亡是必然的，而人的寿命很多时候不是受我们自己掌控的。因此，根本就没有必要去纠结自己到底还能活几年，对于自己把控不了的事情想多了纯属自寻烦恼。我们认识到我们活着都是暂时的，这样我们才能更好地去珍惜当下的每一天，努力去过自己想要的生活。事实上，那些懂得感恩和珍惜当下的肿瘤患者往往也是康复得最好的。大家翻一翻这些抗癌勇士当初的文字就一目了然了。

看穿了生命的密码，想通了人生的真相之后，对着自己笑一笑，对着家人笑一笑，我很幸运我还活着，我要努力过好每一天！

早发现一定要早治疗吗？

病灶能早发现总是好的，但是，并非任何时候都要马上进行治疗。原因如下：

（一）肿瘤诊断的复杂性

影像学及血液标志物都不是金标准，只有病理活检才是金标准。尤其是肺结节的诊断，是一个世界性的难题。8毫米以下的小结节不好定性，或者暂时没有危险性，医生会让随访。大一点的结节从形态上基本能确定良恶性，即便不能确定，也可以试着抗炎治疗后观察大小变化来鉴别。对于随访的小结节，只要不长大，可以不处理，遵照医嘱继续随访即可。

（二）肿瘤治疗的复杂性

拿手术来说吧，人体没有多余的器官，能不切当然不切。什么时候该切，什么时候先不切，是全切还是切一部分，医生要权衡利弊的，**在没有充分把握得到更好的救治的情况下，不治疗也是最好的治疗**。作为患者既要学会积极主动出击，也要学会等待。

（三）人体的复杂性及个体差异

2005年8月12日，我接受伽马刀手术的当天，颅内的病灶已经比一个月前的诊断结果缩小了。如果当初不是急着去处理，而是听从了周良辅主任“观察一个月再去检查”的建议的话，还是有不小的可能性把这个病灶给观察没了。如果我的病灶继续缩小，他一定会让我继续观察。不长大就可以继续观察嘛，更何况还有变小的趋势。我说“观察没了”是有依据的，2006年底2007年初“撒豆子”一样的头颅内广泛复发的病灶就曾经不治而愈、不翼而飞。再设想一下，我当初因为喷射状呕吐去医院做两次CT都没查出来问题，而且第二次的症状明显比第一次轻。第一次坐救护车去的医院，第二次打车去的医院。假如我没有去做核磁共振，也许病灶在我不知情的情况下慢慢缩小直至消失，这不是没可能的。

对因下药：方向比努力重要

我曾经因为甲沟炎去医院多次。每天晚上清理伤口，消毒，上药，换纱布……足足折腾了一年也没好。

为何久治不愈？造成甲沟炎的原因是指甲长到肉里去了，通常的抗菌药物无法消除症状。只有把肉里面的指甲挖出来才能解决问题。明白了这个道理就找到了治疗的方向。我找了一家扦脚店，花二十块钱就搞定了。

治疗甲沟炎的这一年，我不可谓不努力，不可谓不耐心，然而枉费心机。所以，方向找对了，一年多解决不了的问题，半小时二十块钱就解决了。

腰间盘突出的问题曾经困扰我好几年。针灸、按摩、拔火罐，多管齐下，但效果不好。为什么？因为这些理疗手法只能临时缓解我的一些症状，让我感觉舒服一些，却解决不了根本的问题。根本问题在于长年累月的伏案工作导致腰背部的肌肉弹性下降，脊柱生理弯曲改变从而造成了神经压迫症状。因此，必须锻炼腰背部的肌肉，让肌肉更强大，依靠肌肉的力量让脊柱保持应该有的生理弯曲。

锻炼腰背部肌肉很简单，一张瑜伽垫几个动作就解决了问题。前些年，我开一个会，超过一小时，就非常难熬，如坐针毡。三个小时的高铁也撑不住，需要卧铺。现在，明显好转。2023年去河北出差，高铁七个小时居然也扛得住。

因此，要对因下药。找到了因，问题就解决了一半。

肿瘤的“因”是什么？是基因问题。基因的问题导致了细胞持续分裂、增殖,根本停不下来。

基因为何出问题?有权威杂志报道说“基因的突变是随机的”,这挺恐怖。这种随机的突变随着年龄的增长会与日俱增。所以才有了这样的结论:寿命的增长是最大的致癌因素。人如机器,运转久了,必然出问题。这是无法避免的。这是自然规律,我们必须面对。

既然基因出问题是随机的,那么,预防的意义在哪里?这句话应该这么理解,即便没有任何外界不良因素,即便没有任何不良生活习惯,基因也可能会出问题。假如你有不良的生活习惯,长期暴露在不良的环境中,长期熬夜压力巨大,心情抑郁等,这些因素增加了基因的突变概率。我们想方设法去预防、去避免的是这部分的外在因素。所以说,即便你没有做错什么,即便你处处小心,也无法百分百避免癌症的发生。随着年龄的增长,癌症发生的概率也随之上升。

所以说,癌症的发生、复发,根源上都是基因层面的问题。我们无法彻底避免基因的突变、癌症的发生,但是,我们可以提高我们自身的免疫力,让我们的免疫力守护好我们的身体,把癌细胞及时发现、及时清除,把癌症扼杀在摇篮里。

正是因为免疫力是根本,所以才不能过于依赖放化疗等损害免疫力的治疗手段。提高免疫力需要时间,急不得,欲速则不达。但是,这个方向是明确、毋庸置疑的。方向找到了,就成功了一半。

过度治疗的评判标准是什么?

我在网上曾遇到一位乳癌肝转移、骨转移的患者。她在网上咨询了包括北京肿瘤医院、天津肿瘤医院、中山大学附属医院的多位专家,最终得出的治疗方案是用以紫杉醇为主的药物进行化疗。既然权威专家们意见一致,那应该就没什么好纠结的了。但这位患者担心副作用,担心被“过度治疗”。

过度治疗是指医疗机构或医务人员违背临床医学规范和伦理准则,进行的超过疾病实际需求的诊断和治疗行为。过度医疗的界定在现实中是非常困难的,因为缺乏具体的量化指标,且需要医生根据自己的经验和水平来判断。但有一点是肯定的,不能以有无副作用作为是否过度治疗的评判标准。该做的治疗,即便有副作用,也不算过度治疗。不该做的治疗,即便没多少副作用,也算过度治疗。那么到底什么时候该治疗,什么时候不该治疗,听谁的?当然听医学专家的。要相信专科医生的水准。既然医生选择给你治疗,一定是评估过了利大于弊才会给你治疗。

这位病友告诉我,她因为担心过度治疗,所以去调研了有关紫杉醇的治疗方案。功夫不负有心人,她在网上找到了口服紫杉醇的临床试验招募广告。就是我们平时说的入组,去当“小白鼠”。她说这种口服药副作用会小一些。

紫杉醇是一种成熟的化疗药。明明有现成的方案你不用,你去尝试临床试验?这是不是绕弯路了?你确定口服的比注射的副作用小吗?你确定口服的能达到注射的效果吗?我看广告上说的是针对胃癌，那么，对你的乳癌肝转移、骨转移适合吗？

我抛给她一大堆问题。我也不知道最终她做出了什么样的选择。假如她放弃了成熟的治疗方案而选择参加临床试验，那就太冒险了。

慎重选择治疗方案是对的，但是，不能自以为是走极端。走极端的案例，比比皆是。我有位读者，她是乳腺癌零期的，医生让她保乳，她自作主张要求全切以绝后患。病灶彻底切除了，本来完全可以恢复正常的工作、生活，但是，由于恐惧心理作祟，她硬生生把这样一个“插曲”搞成了“主旋律”。她把生活的重心完全放在了如何提高免疫力，如何预防复发上面。她花费大量人力、物力、心力去做各种所谓“预防”的措施，每天吃各种保健品、各种所谓的提高免疫力的东西。原本劫后余生应该好好珍惜的生活被她自己搞得草木皆兵，俨然活成了一个职业病人。在我看来，这也是“过度治疗”的一种。明明身体好好的，心理却始终放不下。**肿瘤已经放过了她，她却不肯放过肿瘤**。自己不愿意摘掉这顶“肿瘤患者”的帽子，谁也帮不了她。真的令人惋惜。这么战战兢兢活到八九十岁，蓦然回首的时候，究竟是庆幸还是惋惜？是为自己鼓掌还是为自己感到后悔？

什么是抗癌神药

一提到抗癌神药，大家立刻会想到《我不是药神》的主角——格列卫。

格列卫，是世界上第一种针对癌细胞突变基因的靶向药，也是迄今为止疗效最好的靶向药。它是由瑞士诺华公司研制成功的。1988年开始研制，2001年成功上市。哪吒经过母亲怀胎三年六个月才降生，格列卫被诺华“怀”了整整十三年才出世。

格列卫是慢性粒细胞白血病（慢粒）的克星。这种病是由染色体异位引起的，这种异常会使得细胞不断分泌一种酶，这种酶会刺激白细胞无限复制，从而造成癌变。格列卫能精准抑制这种酶的活性，从而使其悬崖勒马，让失去控制的白细胞停止复制。

我们理一下思路。

首先，基因出了问题。基因出问题导致细胞异常分泌一种酶。酶是高效的催化剂，这种酶导致白细胞无限增殖，根本停不下来，从而导致白血病。

基因的突变或变异，不一定就是坏事，这是个中性词。生物的进化就是不断地基因突变造成的。突变是偶然性的、千奇百态的，有的突变利于生物更好地适应环境，有的会把自己搞死。那些生存下来的就是千万条路径碰巧走对了的，这就像走迷宫，有千百条走法，正确的只有一条。这里面没有什么道理可言，走对了就对了，错了就错了。完全是偶然性的。生物正是经历了无数次走迷宫的过程最终演变成了今天这个样子。因此，存在就是合理。而慢粒的这种突变带来的结果就是白细胞疯长，最后会把人给长死，同归于尽。不仅慢粒是这样，所有的癌都是如此。所有的癌都是同归于尽式的突变，这是进化错了，这条道是走不通的。我们有空的时候也要时不时给癌细胞“上上课、洗洗脑”，告诫它们这条道是走不通的，务必要迷途知返、亡羊补牢、苦海无边回头是岸、放下屠刀立地成佛。否则，后果很严重。

在科学家的研究下，慢粒的发生机制弄明白了，在现有条件下根本没有办法让突变的基因再变回去，只能想办法把基因突变的产物给消灭掉。我们没办法预防毒贩的产生，但我们有办法把毒贩做出来的毒品一网打尽，这样也是行得通的。格列卫就是专门来对付突变基因生产出的酶的。

这就是靶向治疗，也是精准治疗，就像狙击手，瞄准靶点一枪毙命。而普通的化疗相当于扫射，会误伤很多的“良民”。从这里可以看出来，治病首先得搞清楚病因，然后对因下药，格列卫的诞生使得慢粒患者五年生存率从30%提高到了90%，这就是精准治疗的魅力所在。

然而，格列卫的作用不仅于此。研究发现格列卫还可以激活人体的免疫系统来对抗癌细胞。也就是说它不仅可以直接杀死它瞄准的“当地”的毒贩，还可以动员公安干警拉网对付全国的毒贩。

所以说，格列卫=靶向治疗+免疫治疗。

实际上，不仅靶向药格列卫具有免疫激活的作用，化疗、放疗都有可能激活人体的免疫系统来共同对付癌细胞。癌症患者要想长期存活，主要还得依赖自身的免疫系统。这个系统是比任何化疗药、靶向药更加全面而强大的。在强大的免疫系统面前，任何药物都是如来佛手掌心的孙猴子。

因此，我们的免疫系统是无价之宝。作为患者，正规治疗之余，最经济实惠的疗法莫过于让自己尽量保持开心愉快，不开心也要想办法开心，即便假装开心也能提高免疫力。提高免疫力的方法其实很简单，就是调整心态，调理吃喝拉撒睡，外加适当锻炼。真正的好东西，其实基本都是免费的。

简单总结一下：

（1）基因突变是随机的、偶然的，是很难避免的。有些变异使我们强大，有些变异会置我们于死地，癌症就是要置我们于死地的变异。我们要经常给癌细胞上上“政治课”。

（2）精准治疗就是在搞清楚疾病发生的机理的基础上，有针对性地去解决它。未来，大有可为。依赖科学才是解决问题的正途。

（3）免疫治疗以及其他的一些治疗手段，都有可能在杀死癌细胞的同时，（意外地）激活了人体的免疫系统。因此，表面上的化疗放疗甚至靶向治疗没准是通过激活免疫系统达到治疗的效果的。

（4）免疫力才是我们的抗癌神药，而提高免疫力的很多办法其实是免费的。

求医问药的智慧

（一）专业的事情交给专业的人去做

多年来，我一直在不同的平台进行被动地、义务地“接诊”。患者咨询的问题五花八门，覆盖面很广，包括：明确诊断、治疗方案、饮食睡眠、运动锻炼、抑郁焦虑、工作与生活的权衡，甚至包括情感与婚恋等等。有些问题我能够回答，比如如何进行心态调节、如何直面人生坎坷、饮食运动注意事项、工作与康复的关系、如何对自我重新定位、如何超越自我……但求医问药属于医学专业问题，超出了我的能力范围。

我虽然是生物背景的博士，但生物是生物，医学是医学。即便是医学专家也未必能准确回答你提出的具体医学问题，因为医学也分很多细分专业。你觉得医生随便一句，“去做个核磁共振吧”“去做个CT吧”“先观察吧”，是随随便便说的吗？你知道他做出这个判断的背后需要多少医学专业知识与经验的积累吗？他不跟你解释什么，一来他没有时间，二来你未必听得懂。

很多人病急乱投医，去问病友，去问朋友。“我这个指标高了到底有没有事啊？”“我这个结节会不会是肿瘤啊？”“我这个复发了怎么办啊？”“我这个能不能做伽马刀啊？”……忙乱一气，最终听到了很多种说法和可能，但没有一个是权威的。然后，陷入纠结与茫然。兜兜转转，你最终还得找权威的医生来一锤定音。这是绕不过去的。有时候找一位还不够，还得找不同科室的专家去咨询。比如，对于脑瘤，也许你需要咨询神经外科医生、伽马刀医生、肿瘤内科医生以及放疗科医生。

同一种症状可能有很多种病因，同一个指标可能有不同的解读，同一种疾病也有截然不同的治疗方案。你肚子疼，可能是肠胃炎，可能是阑尾炎，可能是梗阻，也可能是心梗，还可能仅仅是吃得太饱了。医生必须听诊、触诊、进行各种化验和各种影像学检查，再结合病史，然后再进行各种排除，最终下一个诊断结论。即便如此，误诊率也很高。所以，这样专业的事情你去问非专业人士，他们的话你能信吗？你敢信吗？你信了他们能给你治病吗？

因此，求医问药是非常严谨而专业的事情。不管是诊断也好，治疗也罢，专业的事情交给专业的人去做就对了。作为患者要在第一时间找到自己条件够得到的权威的医院、专业的医生去诊治。你不能因为专家挂号难、排队时间长而去问非专业的病友、朋友，甚至朋友的朋友，仅仅因为获得他们的帮助相对容易些。岂不知这是浪费了资源，更是浪费了自己宝贵的时间。抗癌如同打仗，兵贵神速。曲线救国容易贻误战机。

（二）慎重对待病友传授的经验

很多资深患者热衷于总结及传授自己的康复经验，因为认知能力及专业知识的局限性，这些热心的病友往往会好心办坏事。

医学的专业性、人体的复杂性、个体的差异性，任何康复的个案都只能仅供参考吧，里面的逻辑关系是复杂的，甚至不确定的。患者不要轻易去总结，可能一总结就会错。我们看到的可能只是时间的先后顺序而已，而不存在内在因果。

比如，针对我的中枢神经系统淋巴瘤的治疗上，化疗、中药、伽马刀，该用的方法我都用了。可是，依然一次接一次复发。后来，我就只做伽马刀了。不练功、不锻炼、不服用任何中西药，也没有采用冥想打坐等身心灵疗法，也没有食疗辟谷……我只做过伽马刀。假如我这时候采取了任何一种伽马刀之外的疗法，比如喝尿，我一定深信不疑是喝尿救了我。因为伽马刀已经先后做过七回了，以前为啥没治好，肯定是喝尿帮到了我嘛！于是，我势必到处宣传到处推荐病友来尝试。于是，我就这样堂而皇之地把大家误导了。

凡是亲朋好友介绍、病友推荐、任何组织宣传的抗癌手段、灵丹妙药，一定要与自己的主治医生确认。我们必须相信医生的专业性，我们非专业人士千万不要挑战医生的权威。医生赞同的未必百分百可行，但医生反对的坚决别碰。

（三）远水不解近渴

我一般都会对病友发来的一些最新的治疗资讯、研究进展、新闻报道无动于衷。不是我不相信科学的进步日新月异，是因为我知道，宣传归宣传，治疗归治疗；动物实验有效，不见得临床试验有效；别人身上有效，不见得你身上有效。你治病得去医院不是吗？你能代替医生给自己治疗吗？那些网上的资讯跟等待治疗的你有几毛钱的关系？远水是解不了近渴的。有些产品连医生都没听说过，你居然信了；有人向你推销你居然花钱买了。你被洗了脑、花了钱、延误了治疗时机，还感恩戴德呢。愚昧是愚昧者的通行证。每个人都不得不为自己的认知买单。

（四）谨防过度治疗

癌症不好治。天时地利人和，缺一不可。肿瘤的种类、分期、位置以及个人身体的先天条件是天时。医疗资源是地利。患者的认知水平、家境条件、人际关系等，都是人和。而给你治病的医生，才是最关键的人和。天时不好把握，只好用地利、人和去弥补。即不管发现得早与晚，到权威医院找专科医生准没错。

这是抗癌的主战场，这是攘外。调理好饮食起居、吃喝拉撒，休养生息，这是安内。可是，很多病友经过主战场治疗之后，不是抓紧时间去休养生息以“安内”。而是热衷于开辟第二战场、第三战场，专门四处打探治病偏方、祖传秘方、国外新药……多管齐下非但无法多多益善，反而会弄巧成拙，抗癌不讲究天道酬勤，千万别搬起石头砸自己的脚。

即便患者出现无药可治的情况，也尽量不要乱治乱试。医院没了好的利器用以攘外，但至少我们还可以安内。我们还可以保存体力与癌魔做最后的抗争。有时候不治疗就是最好的治疗，而不恰当不科学的治疗却无异于雪上加霜。世界卫生组织宣布，三分之一的癌症是可以预防的，三分之一是可以通过目前的治疗手段治愈的，而其余的三分之一是可以通过治疗延长患者的寿命的。人体有强大的自愈力，与其乱治，不如相信自己的免疫力。

抗癌是没有硝烟的战斗，一步走错满盘皆输，务必理智慎重。

乳癌脑转移做了伽马刀又复发怎么办?

病友:

乳癌脑转移做了伽马刀,病灶从2厘米缩小到1厘米,过了几个月又长回到2厘米,这时候还能不能再次做伽马刀?

答:

我的确是在大脑海马区位置先后做过两次伽马刀,效果还是很好的。建议你去直接咨询给你做伽马刀的医生。这是最直接有效的,他也是对你的情况最了解的,曲线救国解决不了问题。

病友:

问过外科医生,建议手术。由于那个位置容易造成癫痫,现在家属左右为难。

答:

每个医生都会从他的专业角度给你解答。外科医生考虑的是,这个位置适合手术吗?手术的风险多大?手术问题必须是神经外科的医生来回答,其他科室的医生都没有办法准确回答你的。按照我的认知,转移瘤,开颅手术是要慎重的。因为转移的地方可能不止一处。当然,位置及大小也很重要。如果情况很紧急,不立即采取手术会严重影响患者的生活质量甚至生命的话,那就先手术以解决燃眉之急再说。

另外,不同的外科医生的治疗理念也会有所不同。我当时的脑瘤,有医生认为,病灶这么小,观察吧,手术有风险;有医生认为,病灶这么小,趁早开掉吧,也趁机看看是什么东西,以便决定后续的治疗。

你除了需要咨询外科医生、伽马刀医生，还可以问放疗科的医生。我做过伽马刀又复发之后，至于是否还可以放疗，不同医院的医生持相反的观点。我担心全脑放疗的后遗症，放弃了放疗。而伽马刀对我的影响可以忽略不计。所以，在疗效与生活质量两者不可兼得的情况下，你将做出何种选择呢？我曾经在对待脑瘤复发的治疗问题上，分别从伽马刀医生、外科医生、放疗医生那里得到了八种不同的治疗方案：手术、手术+放疗、脊髓注射化疗、全脑+全脊髓放疗、单独的伽马刀、单独的全脑放疗……最终，我选择了疗效确定、副作用小的伽马刀，没有选择"更加全面和彻底"的全脑+全脊髓放疗甚至脊髓注射化疗等方案。

任何治疗，都没有回头路；任何治疗都没有标准答案；任何治疗都不是完美的，都有利有弊。关键看如何取舍。我在2007年做了脊髓手术之后，又做了全套的放化疗（全身的化疗CHOP方案+靶向药美罗华+能进脑的小分子化疗药+脊柱局部放疗），这依然没有阻止复发。从那以后，一来我已对用过的化疗药产生耐药，二来我的治疗理念也发生了转变。我治疗的策略，从"追求治愈"，过渡到了"确定疗效"。

另外，即便没有合适的治疗手段，也不必绝望。我一个胃癌脑转移的病友，她做了伽马刀之后效果并不理想，后来对症治疗，用甘露醇脱水以减轻脑压。或许是中药的效果，她后来的脑瘤稳定住了。北京的考拉大姐，乳癌脑转移，位置不好，在脑干，没法手术，也没法做伽马刀。这么多年了，病情一直稳定。理论上，肿瘤是无限增殖的，但实际上并非如此，情况非常复杂。有些肿瘤长到一定程度，它自己就不长了，长期与人和平共存。这样的例子很多。

注：CHOP方案是一种治疗非霍奇金淋巴瘤的经典化疗方案，CHOP分别代表环磷酰胺、多柔比星、长春新碱和泼尼松。

我六次复发的治疗历程

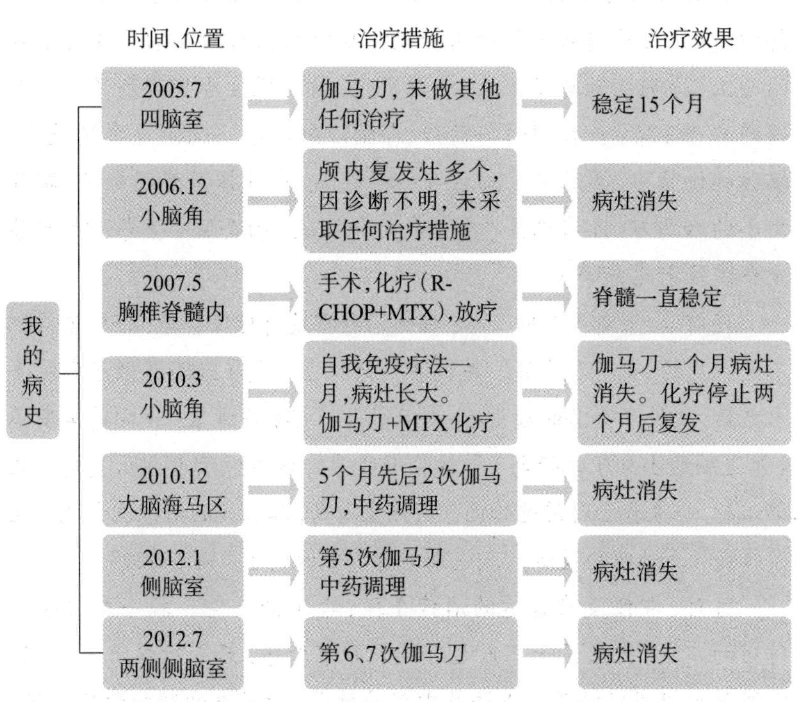

注：R-CHOP是美罗华联合CHOP方案的联合给药方案，MTX是氨甲喋呤

（一）首诊很重要，急于求成使后续治疗陷入被动

2005年7月，核磁共振检查显示我的四脑室有个病灶，初步诊断结论是室管膜瘤。马医生告诉我，这对华山医院神经外科来说简直就是小儿科。

【我当时的确相信了。有时候病人还是挺好骗的。患病之初，医生及家属一定要给患者信心。我个人认为对患者能瞒则瞒，能瞒多少瞒多少，能瞒多久瞒多久，能告诉患者良性就不要坦白是恶性，能告诉患者是早期就不要承认是晚期。实在瞒不过也不要紧，尽量循序渐进、慢慢透露给患者，给患者以心理的缓冲期、适应期，还要搜集相似病例的康复者的诊疗故事给患者打气、鼓劲。】

华山医院神经外科的专家看了片子后让我一个月后再去检查一次。我当时很不理解，不是早发现早治疗吗？为何要等呢？专家说，手术有风险。我又问，除了手术还有别的办法吗？我还要上班呢！

【我当时是多么无知，真的确信我的病对华山医院来说是小儿科，以为肿瘤就像感冒发烧一样，治好了赶快去上班。面对肿瘤，过分轻敌与过分恐惧都会付出代价。】

专家说，你还可以选择伽马刀。于是，我来到了上海伽玛医院。我的病灶只有一个且不到两厘米，位置在脑室，适合伽马刀手术。2005年8月12日，距离发病35天，我做了伽马刀手术。后来的经历告诉我，我当初应该听从专家的医嘱进行随访。

为什么呢？

（1）我找专家看病前共发生两次呕吐。第二次比第一次有所减轻，第一次乘坐救护车去医院，第二次是打车去的。在伽马刀手术之前的35天时间里，我的症状有所缓解。

（2）2007年初复发以后，上海伽玛医院的张医生与戴医生仔细对比分析了我2005年最初发病的核磁共振片以及做伽马刀手术当天的核磁共振定位片，意外发现病灶有缩小趋势。

（3）伽马刀医生根据我从事生物学实验接触细菌、癌细胞的工作性质来判断我的病可能只是某种不常见的感染，而不是肿瘤。建议我继续检查以明确诊断。在接下来两个月的求诊过程中，我的病灶居然神奇消失。

(4) 也有其他患者病灶自动消失的案例。比如凌志军,他脑部的病灶也是在随访过程中慢慢消失。

以上四点足以说明我当初完全可以不必那么着急去做伽马刀手术。医生建议随访,观察观察再看,这说明当时的病情是可以等一等的。

我当时为何那么着急去处理这一未知的病灶?

(1) **医学知识的局限**。我的理念是早发现早治疗,我不认为病灶还有自行消失的可能,更加不懂得有时候不治疗就是最好的治疗。当然了,这种自行消失的情况并不多见。

(2) **与医生沟通不够**。一方面,我把医生朋友的善意安慰当成了事实,低估了我所患疾病的严重性;另一方面,对医生“随访”的建议提出自己的疑问的同时,没有进一步咨询随访会出现哪些可能的情况。假如医生当时告诉我,随访可能性有两种,一种就是病灶长大了,不得不手术,即使手术有风险,仍然要做;另一种可能就是病灶不长大甚至缩小。那么,我会考虑按兵不动。后来我才明白,外科手术并非我们想象的那么简单,必须要有手术指征才可以做。也就是说,综合评价下来,手术做了一定比不做好才做。然而,许多病人及家属却并不明白这个道理。明明病人不适合做手术却坚持要求医生做,结果做了还不如不做,大大降低了生活质量,甚至人财两空。因此,面对突如其来的疾病,无论你多么震惊、多么痛苦、多么没有思想准备、多么迫切想恢复健康,病人也好,家属也罢,在这关键时刻,千万不能乱了阵脚,一定要保持理智和镇定。任何手术都是有创伤的,不可逆转的。更何况即便有手术指征,手术非做不可,任何一个医生,无论他多么大牌,都不敢保证手术百分之百不出差错。

(3) **个人性格原因**。我性格急躁,不够沉稳,做事情缺乏耐心。

再加上年轻，阅历不够、智慧不够、情商也不够。既然找人家外科专家，就得信任人家，人家说随访就随访好了，为何还要不知趣地问人家还有没有其他办法？生病后我的第一反应是影响工作了，得赶快处理好了去上班。任何时候把工作凌驾于健康之上都是一种错误的理念。

着急去处理病灶带来什么后果？

我的病是淋巴瘤，首选是放疗+化疗。如果没有做过伽马刀的话，我完全可以在脊髓手术（2007年6月）取得病理切片以后行全脑放疗术。淋巴瘤对放疗是敏感的，我在脊髓手术后进行了脊柱局部放疗，稳定至今。而脑袋被伽马刀照过以后，权威的医院都不肯给我做全脑放疗，因为局部一旦超过照射剂量后果不堪设想。所以，我匆忙选择伽马刀的后果是为后续治疗设置了障碍。当然，事情也得分两面看，全脑放疗不见得能治愈我的疾病，全脑放疗后仍然复发的病例也不在少数。

不过，仍然可以设想，如果我不那么急着去做伽马刀手术，一个月以后复查，专家一定能看出我的病灶缩小了（至少是没有长大），他一定建议继续随访。我的心情会大大好转，会一直等到病灶彻底消失，就像2007年不治而愈那一幕一样。然而，人生没有“如果”。

跟肿瘤作斗争，有时候要跟它抢时间，有时候又要采取“缓兵之计”，有时候不治疗就是最好的治疗。但是，任何别人的经验只能借鉴，不能照搬，因为人与人个体差异太大了，病情千差万别，要具体情况具体分析。

（二）错失康复期，一切又回到原来的轨道

我一直把工作看得很重。诊断出脑瘤以后，一方面急着做手术，

另一方面马上把家从单位十公里外搬到了附近。

我是周五做的手术,周六出院。周一我就主动上班了。领导对我很关心,我的工作合同正好满了三年,领导毫不犹豫跟我续签了。

手术后,我的工作生活不仅马上恢复到手术前的状态,而且还比生病前更忙了。我当时的情况也的确不错。伽马刀几乎没有创伤,副反应也不算大。当时,我一方面做自己的科研,另一方面还要指导一名硕士研究生。那一年,我的年终考核成绩为"优秀"。

回首往事,我除了心理上增添了对肿瘤复发的恐惧之外,我对预防复发做了哪些努力呢?好像真的不多。再加上伽马刀只是局部治疗,因此,16个月后的复发似乎就是必然的了。

我应该做而没有做的努力包括哪些呢?

(1)应该反思患癌的原因,及早做全面的身心调整。患癌后只觉得自己很倒霉,命运很不公平,对于自己为何患癌一直想不通,也没有从自身找找原因。后来明白了,得病并非偶然的。有人说,癌症就是一种思想情绪疾病,也有人说癌症是一种基因病,更多的人认为"气、急、累"是患病的重要原因。医学上讲,肿瘤是内因加外因、一系列因素综合长期作用的结果。我性子急,脾气暴,完美主义;工作压力大,压抑自己;孩子小,夜里休息不好;饮食不注意;平时长期不锻炼,发病前两个月冒着高温天气每天下午拼命踢足球,这些都是患病的诱因。

患癌后,要冷静地把自己过去的生活习惯总结出来,凡是不好的统统戒除,凡是好的继续发扬。患癌后,还要放下名利,要重新审视自己的人生观、世界观、价值观,要好好想想自己为什么而活着,为谁而活着,怎样才能不辜负自己宝贵的生命,有价值、有意义、有质量地活着。总之,要下决心改变自己,决心越大越好,改得越彻底越好。

(2)医院里的治疗只是肿瘤患者走向康复的第一步。一方面,肿瘤容易复发，既要做好预防复发的努力，也要做好长期战斗的心理准备；另一方面，伽马刀只是局部治疗，很难根治。治疗时把自己完全交给医生是不可取的，治疗后认为万事大吉更是愚昧的。除了积极治疗之外，是否积极乐观地展开自救对于肿瘤的预后是至关重要的。

（3）克服消极悲观及宿命的思想。患病后，潜意识里觉得自己活不长了。那时候的我，虽然按部就班工作、生活，但这消极悲观的基调一直定格在我内心深处。我那时候特别想知道自己究竟还能活几年，感觉这个答案早就有了，只是我自己不知道而已。

那时候不懂得自助者天助；不懂得同样一种类型的肿瘤、做了同样的治疗，因为个体差异的缘故其结果也会迥然不同；不懂得虽然患病很不幸，放弃对命运的抗争更是悲哀。无论多么悲惨的境地，只要自己去努力争取，仍然有很多与命运抗争的机会。那些康复了的患者都有不认命、乐观积极、与命运抗争到底的特点。

（4）应该及早加入抗癌的群体。加入抗癌群体最大的好处是得到精神上的支持以及康复的信心，同时，还能从过来人那里学习到丰富的知识及经验。我长期一个人“孤军消极作战”。我是患病五年后才加入的新浪博客癌症病友圈。

我做伽马刀后的这16个月可以看作是我抗癌史的第一阶段。这一阶段可以用“无知者无畏”来概括，我的无知一方面来自对肿瘤了解得不够，另一方面来自爱人对我的洗脑。她总是想方设法搜罗一些有利的讯息以鼓舞我的士气，增强我的信心。不把自己当病人也有好的一面。我的时间和精力都在工作及家庭中，我根本没有多少时间去考虑我的病。那么，到底应不应该把自己当病人呢？我的观点是既要记住自己是肿瘤病人，凡事量力而行；又要忘记自己是肿瘤病人，不要有思想负担。

（三）不治而愈：人体具有强大的自愈能力

2006年底的一天，我突然发现眼睛看东西重影。上网查了一下发现造成复视的可能性有很多：甲亢、糖尿病以及颈椎病等。那段时间恰好我正在很投入地写一篇英文文章，长时间坐在电脑前。因此，一开始我以为是颈椎病及眼睛疲劳所致。于是，去看眼科。眼科检查下来一切正常，眼科医生怀疑颈椎有问题，建议看骨科。骨科医生说颈椎病不会造成复视，于是建议看神经内科。神经内科医生说复视肯定与神经有关。于是，我在2007年1月12日这一天做了核磁共振检查，检查结果表明颅内肿瘤复发。

伽马刀医生认为不适合伽马刀局部治疗了，一定要全脑放疗，建议我去找放疗科医生。然而，放疗科医生对于治疗方案的意见并不一致。是单独全脑放疗还是连脊髓一起照？脊髓与颅内是相通的，颅内的肿瘤细胞会随着脑脊液播散到脊髓里去。

这时候，我不再像上次那样轻举妄动了，我爱人陪我展开了细致的调研。1月17日，华山医院的李教授建议不要过度治疗，保证生活质量，如果胆子够大的话，可以等两个月后再检查，到那时候再做伽马刀也不迟。后来的经历告诉我，他当时的建议非常英明，但当时的我们，遭遇肿瘤的复发转移立马慌了手脚，如何能够做到泰然处之呢？另外，有个别激进的医生建议通过外科手术打开头颅看看这病灶到底是什么东西。

到底是保守的脑袋局部放疗，全面的全脑+全脊髓放疗，更为保守地按兵不动观察两个月，还是激进的开颅手术？左右为难，一筹莫展。就在难以抉择之际，上海伽玛医院张南教授的出现使局面发生了戏剧性的变化。

为慎重起见，张教授和戴教授让我重新做了核磁共振检查。检查结果表明颅内小病灶挺多，“像撒豆子一样”。张教授和戴教授让我把以往所有的片子都带去，并且把我上次做伽马刀时储存在医院电脑内的资料数据也调了出来。两位专家仔细对照研究后判断，我的病很可能不是肿瘤。原来，我2005年8月12日做伽马刀当天的定位片比半个月前的诊断片中的病灶明显缩小了。张教授说，“你的病与常见的肿瘤表现不一样。可能与炎性病变有关。但也不是常见的类型”。他建议我去神经内科及感染科进一步检查确诊。

于是，我开始了进一步的检查确诊。那时候的态势虽然不是很明朗，但心情已经好多了。

接下来，我到感染科去检查，没检查出任何感染。又到神经内科去住院检查，最终，神经内科给的出院小结上写的是“颅底炎症”。究竟是什么炎症，他们也说不清。在这三周多的各种检查的过程中，我的复视的症状不仅没有加重，还慢慢减轻了。2月15日出院回家，两天后是除夕，这个年过得很舒心。

那时候的心情简直比提前释放的犯人还开心，看什么都顺眼，走在路上都会偷笑。实在没有比这更幸福的事了！不久后的复查核磁共振片上已经看不到那些“豆子”了。我深信我的病真的不是肿瘤！

在我多年的治疗过程中，像两位专家这么细致负责的医生比较少见。遇到张教授、戴教授是我的幸运。假如不是遇到他们，我不知道当时会采取哪种治疗，无论哪种治疗都不如不治而愈来得好。

这次经历给我以下启发：

（1）我的经历充分证明了人体有强大的自愈能力。有文献报道，大约有10%的肿瘤患者能够不进行任何治疗而自愈。身边的确有不少这样的自愈病例。快乐的心情、良好的心态是自愈的前提。当然，这种情况是可遇不可求的。我不是建议大家都放弃治疗而寄希望于自愈。我只是想告诉大家，不能忽视了自身的自愈能力，要尽可能地保护好自己的免疫力，而不是把康复的希望完全寄托在手术放化疗等来自外部的力量上。

(2) 在制定治疗方案之前，调动一切可以利用的资源反复分析论证是非常有必要的。什么时候可以缓一缓、观察观察；什么时候应该当机立断一定要具体情况具体分析，千万不可盲动。

(四) 消极被动让我成了“微跛的马”(微博曾用账号)

2007年初，当我的眼睛出现复视症状的时候，我的右腿肌肉也开始萎缩。医生认为肌肉萎缩是炎症病变影响神经根造成的。既然不是肿瘤造成的就没什么可怕的。2007年3月，我的眼睛复视症状开始慢慢消失，随后的复查也看不到那些“豆子”了。这时候我就更加不把腿的问题放在心上了。

2007年5月7日，我的右胯开始痛，走路吃力。5月8日，CT的检查结果为椎间盘突出，但是，骨科医生说椎间盘突出并不能解释我当时的全部症状。由于胯部太痛，疼痛科医生给打了封闭。封闭针不仅无效，脚也开始麻木起来。5月14日，我又去骨科，医生明确诊断为关节炎。吃了医生开的止痛药，好多了，我坚持上班。后来病情进一步加重，上楼梯走不动了，连大小便也吃力了。看来绝非关节炎这么简单。

这时候，我不是没有想到去医院做核磁共振检查脊髓。一方面，我坚信我的病不是肿瘤，我在感染科、神经内科做了那么多检查，包括脊髓、脑脊液，都没有查出问题来，我坚信肌肉萎缩一定是某种炎症引起的。我认为既然不知道是什么炎症，即使核磁共振查出来也无计可施。一直拖到6月4日晚上做了核磁共振，结果很意外又合情合理——脊髓肿瘤。

从胯部疼到诊断为椎间盘突出、关节炎，到最终确诊为肿瘤，拖了将近一个月的时间；若从右腿肌肉萎缩算起，到找到病因足足有半年时间。

多年过去了，右腿肌肉依然萎缩严重，右脚尖不能上抬，不能跑步，不能开车。假如我能提前一个月、一周，甚至三天，都不会有这么严重的后果。

脊髓手术给我以下启示：

(1) 性格问题、心智模式问题。做事情不够客观、理性、积极，这是我的弱点。这些弱点在关键的时候就会左右我的判断、我的行为，甚至我人生的走向。高考是这样，考研是这样，找工作也是这样，这样的性格及心智模式时时处处左右着我、影响着我。

(2) 医学的复杂性及不确定性。我的病灶能自己缩小这是不多见的；我又是从事生物医学研究的，在实验室接触细菌、癌细胞等，医生考虑我有被生物制品感染的可能。这些因素导致医生判断偏差。我本来有那么长的时间、那么多的机会可以纠正、避免这个失误造成的影响的，但我没有，被我错过了。

(3) 我的脊髓手术是非常成功的，主刀的医生技艺非常精湛，在业界有口皆碑。因此，一定要尽量选择权威医院、经验丰富的医生做外科手术。

(五) 避免过度治疗

1. 疗效与生活质量间的权衡

我的病理是中枢神经系统弥漫大B细胞淋巴瘤。淋巴瘤属于血液病的一种，对放化疗比较敏感，在临床上治愈率较高，但是中枢神经系统的淋巴瘤因为位置特殊，相对麻烦，预后也相对差。这种病的一线治疗方案是全脑+全脊髓放疗。

我的病例放在复旦大学附属肿瘤医院放疗科集体讨论过，医生最终给我的答复是由于脑部做过伽马刀手术，我不适合再做全脑放疗。这是因为身体能够耐受的放疗剂量是一定的，如果局部先做过伽马刀，这个部位很可能因为后续的全脑放疗而累积剂量过高，带来较为严重的副作用。放疗带来的副作用是较难解决的。病人不仅痛苦，而且还可能造成局部脑坏死，后果不堪设想。

在我调研过程中，也有医院愿意给我做全脑+全脊髓放疗，并且他们向我打包票可以做。权衡下来，我最终没有选择全脑+全脊髓放疗，根据肿瘤医院放疗科的建议，我只做了脊柱局部的放疗。这次放疗是成功的，2007年底至今，脊髓情况一直稳定，也没有感觉到明显的副作用。现在我仍然很庆幸我当初没有选择全脑放疗。

当然，即便当初真的做了全脑放疗，不见得做过伽马刀的部位就一定出现明显的副作用。没有选择做全脑放疗的后果是我脑部病灶频繁复发。仅仅依靠伽马刀的局部治疗是很难治疗彻底的，而化疗药物又不容易进脑。当初，在治疗彻底与生活质量之间，我选择了后者。

2. 哪些情况要慎重放化疗

关于过度治疗的话题始终争论不休，怎么界定治疗有没有过度，这是个难题。

我个人觉得：① 不敏感的肿瘤类型要慎重；② 出现较严重肝肾等副反应的要适可而止；③ 早期不必放化疗的或同样的方案已经用过的要勇于舍弃。

大部分人对放化疗是接受的，道理也很简单，手术只能切除看得见的病灶，对于潜在的小病灶及四处转移的癌细胞则无能为力。更何况，像白血病、淋巴瘤等血液病不能靠手术来切除。很多类型的癌症已经有明确而成熟的化疗方案。然而，不是每一种癌细胞都对放化疗敏感；不同患者也存在个体差异。即使同一类型、同一分期、同样大小的病灶采用同样的治疗方案，有的人效果好，有的人效果不好，医生事先也无法预测。在治疗过程中，很多时候都是摸着石头过河，走一步看一步，如果评估下来治疗效果远低于预期，这个时候要理智面对、勇于放弃。

还有一种情况，患者的体质太弱，肝肾功能不好，白细胞数目很低，这时候一定要理智。宁可停下来“休养生息”也不要咬牙硬挺。治疗需要勇气和坚强，更需要理智与智慧。

我的化疗采用的淋巴瘤的标准治疗方案R-CHOP（利妥昔单抗联合CHOP）。考虑到我的病灶在中枢神经系统，又加了能透过血脑屏障进入脑子的小分子药物MTX（氨甲喋呤）。我从2007年7月开始化疗到第二年4月结束。该用的方案基本都用上了。

2010年春天颅内肿瘤复发。做了伽马刀，一个月后病灶消失。但考虑到伽马刀的治疗太局限，我主动找我的化疗医生要求化疗。主任不同意化疗。他说治疗颅内淋巴瘤，除了MTX，目前没有其他的合适的药。而MTX我以前已经用过了，这次复发说明肿瘤细胞对MTX已经有了耐药性。我不甘心，又找到我的床位医生，在床位医生帮助下，我住院接受了三轮的MTX化疗。这三个疗程的化疗很不顺利，不仅副反应比以往大，而且，肾功能损伤严重。只好把化疗间隙拉大，三个疗程花了四个月才结束。出院后两个月，颅内肿瘤复发，长到两公分大。这时候，我才不得不佩服主任当初不同意我化疗是多么英明，而我“以身试法”是多么无知。

肿瘤细胞有较强的适应能力，就像细菌对抗生素会产生耐药性一样，肿瘤细胞对化疗药物也会产生耐药性。凡是不能把它杀死的，将让它更强大。我不信邪，不听从专家的建议。只有无畏的勇气，而缺乏理性与智慧，注定是要打败仗的。另外，那时候我不懂得肿瘤是一种慢性病，要有理有利有节地与它周旋。抱着治愈的心态，想一举全歼敌人很可能会适得其反。这次化疗不仅没能杀死残存的癌细胞，还大大降低了我的免疫力，加快了肿瘤的复发。从那以后我便放弃了化疗。

3. 选择“鹰派”还是“鸽派”

在治疗上，医生可以分为激进的“鹰派”与温和的“鸽派”。鹰派主张对待肿瘤要一棍子打死，不给它喘息的机会，把一切癌细胞都扼杀在摇篮里。相应的措施为：大剂量的放化疗。而鸽派则认为，肿瘤的“种子”——肿瘤干细胞是对放疗化疗不敏感的，也就是说目前的放化疗手段不足以全歼敌人。既然无法彻底消灭对方，就要采取相对温和的措施，在保证自身身体状况不受大的影响的前提下，控制住肿瘤的发展即可。这是一种持久战的策略，以期达到长期与肿瘤和平共处的目的。

跟大多数患者一样，一开始我也支持鹰派。谁不想能彻底治愈肿瘤？在化疗方案上，我除了选择了常规的CHOP方案，还用了小分子药物MTX，以及生物制剂单抗药物美罗华。在放疗上，若不是因为头部的伽马刀的影响，我可能也会选择全脑+全脊髓的放疗。这样做的好处是治疗相对彻底，但是副作用也会比较大。

事实证明，即便我用上了当时能用的几乎全部的化疗方案，照样还是复发了。头颅复发以后，伽马刀治疗一个月后病灶即消失。为了预防其他部位出问题，我主动要求再次使用能透过血脑屏障进入脑部的MTX药物进行化疗，三次化疗结束后，仅两个月的时间又长出一个两厘米多的病灶。这说明MTX已经对我的肿瘤没什么作用了，而且，还极有可能有反作用。

这之后，我便只做伽马刀，不再化疗。刚扔掉化疗这支拐杖的时候，我内心还是很不踏实的。后来，出来一个打一个，不再做什么所谓的“预防性治疗”。2010年9月以后，我基本上是依靠伽马刀活着。我的这种治疗相对温和，副作用小，对生活质量影响不大。

医学是在发展的，现在医学界已经在纠正某些过激的治疗。比如，过去对乳腺癌动不动全切、腋窝淋巴结清扫，然后，大剂量化疗。现在的治疗方案已经温和多了，能保乳的保乳，只需要清除前哨淋巴结的就不再全部一窝端。对于病症早期的患者，某些类型的乳腺癌已经不需要化疗了。

过度放化疗不可取，排斥放化疗，把放化疗一棍子打死的做法也是不可取的。我们不能因噎废食、矫枉过正。在网络上，有些人拼命攻击化疗，甚至提出“远离医院”“最好的治疗就是不治疗”的言论，大家一定要保持清醒的头脑。

癌症的治疗是复杂的，是一个系统工程，是一场持久战。我们手中有很多武器。一定要合理利用好这些武器，进行必要的而不过度的治疗。

（六）治疗结束只是万里长征的第一步

手术、化疗、放疗，这治疗癌症的三板斧结束以后有人就认为万事大吉了，这是万万不可的。因为肿瘤是一种慢性疾病，一种全身的疾病。形成肿瘤要许多年，治好肿瘤便不可能一蹴而就。手术、放化疗铲除“杂草”以后还要努力并坚持不懈地改良“土壤”，以防止“野火烧不尽，春风吹又生”。

我从2008年4月治疗结束至2010年3月颅内复发差不多两年时间。本来这两年是宝贵的康复期，是把身体调理好的绝佳机遇。可是，我没有抓住。实在可惜。这两年的康复期与前面的16个月的康复期何其相似。为何一再重蹈覆辙？问题出在自己身上，自己不做改变，这样的事情就会一直重复下去。自助者天助，自己不努力，神仙也帮不了你。

肿瘤的发生并不是偶然的。治疗结束后要全方位地去改善与克服，尽快让自己的身体恢复到和谐、自然、健康的状态，让身体土壤不再适合肿瘤细胞的生长。只有这样才能真正做到长治久安。而且，要一直坚持这样做下去，即使过了五年、十年、二十年，也不要掉以轻心。

治疗结束以后，我们就像战场上下来的士兵，终于可以歇口气了，一旦精神上松懈下来，生活好像一下子失去了重心，很多问题就会出来。因为对自己的康复没有把握与信心，工作上也不敢做长远的打算。似乎找不到自己在家庭、工作中的准确定位。理想、抱负、人生目标，都是很遥远、很不现实的事情。那时候的迷茫、消极、无力感一点也不比放化疗的副作用小。

因此，康复期必须要谨遵“调整心态、饮食均衡、保证作息、适度锻炼”的十六字方针，努力去改变自己，提升自己，持之以恒地去努力！努力过了，未必能行；但是，不努力，一定不行。我们每一个患者，都要想尽一切办法，拼命扼住命运的喉咙，牢牢把命运掌握在自己手中。

你必须知道的50个抗癌误区

抗癌及康复过程中，患者可能会遇到一些误区，这些误区可能会影响治疗效果和患者的生活质量。以下是一些常见的抗癌误区：

（1）不重视体检，忽视早期发现的价值。癌症如果在发病早期得到及时治疗，可取得很好的疗效甚至治愈。因此，定期体检和关注身体的异常信号对于早期发现和治疗癌症至关重要。

（2）认为癌症无法预防。实际上，通过保持健康的生活方式，如戒烟、限酒、健康饮食和规律运动，可以降低患癌症的风险。

（3）认为自己年轻，身强力壮，不会患癌。患癌是基因突变导致的，与四肢是否发达、身体是否健壮并无必然联系。不能自恃年轻体健而忽视了一年一度的常规体检及预防。

（4）忽视症状或心存侥幸。有些患者可能会忽视身体的异常信号，如持续的咳嗽、不明原因的体重下降、发热等，或者心存侥幸，认为它们会自行消失，从而延误了诊治。

（5）恐癌心理。许多人认为一旦得了癌症就必死无疑，因害怕被确诊而延迟就医，逃避进行必要的检查，从而错过早期诊断和治疗的机会，从而导致病情恶化。但实际上，许多癌症在早期发现和治疗后，几乎不影响寿命，即便是中晚期的也有很大比例可以彻底康复，至少也能做到维持较好的生存质量、延长生存期。

（6）对放化疗的恐惧和误解。放化疗是癌症治疗的重要手段之一，是国际上通行的行之有效的治疗手段。一些患者可能因为恐惧其副作用而拒绝放化疗，说什么“不治疗相当于等死，放化疗相当于找死”，忽视了现代医学在减轻患者痛苦和提高生活质量方面的进步，从而延误病情，错失治疗机会。

（7）自卑感、病耻感。患病后不敢见人，封闭自己，自卑，更有甚者认为患癌是自己得了报应，对自己进行道德审判，这是万万要不得的。

（8）认为癌症会传染。癌症是自身的正常细胞产生了基因突变，细胞过度增殖停不下来了，因此，癌症是不会传染的。然而，有些肝癌与乙肝病毒有关，有些胃癌与幽门螺旋杆菌有关，有些宫颈癌与HPV病毒有关，这些病毒或病菌会在不同的人之间传播，因此，要注意个人饮食卫生及性卫生。

（9）认为癌症都是会遗传的。癌症具有一定的遗传倾向或者说某些易感基因会遗传，而不是像单眼皮双眼皮那种的直接遗传方式。当家族中有多个亲属患有相同类型的癌症，这些情况下遗传风险可能会更高。例如，有5%—10%的子宫内膜癌是遗传性的。值得注意的是，即使有遗传倾向，环境和生活方式因素也对癌症的发生有显著影响。因此，即使有家族癌症史，通过健康的生活方式和定期的体检，也可以降低患癌风险。

（10）忽视第二意见。在确诊癌症后，获取第二意见是非常重要的，以确保诊断的准确性和治疗方案的适当性，买东西都要货比三家呢，更何况是癌症的诊断与治疗这种生死攸关的大事。

（11）为了图省劲而选择就近就医。一级医院有一级医院的水平，初诊初治非常关键，因此，要尽可能找到这个领域比较权威的医院去诊治。

（12）经济负担的担忧。担心治疗费用高昂，可能导致患者选择不适当的治疗方案或放弃治疗。

（13）过度治疗。有些患者认为治疗手段越多越保险，多管齐下。

积极治疗是必要的，但过度治疗可能会带来不必要的身体和经济负担，甚至可能对患者的健康造成更大的伤害。是否属于过度治疗不能拿是否有副作用来判定，非必要的治疗就是过度治疗，过多的治疗有害无益。

（14）主动出击，进行所谓的预防性治疗。最好的预防是按期体检与复查以及保持良好的生活习惯，作息规律，适当运动，而不是任何药物或疗法。

（15）认为资源越多对康复越有利，越有钱对康复越有利。其实，一来个体差异巨大，二来越是有权有势越是容易陷于过度治疗的沉重负担之中，陷于过多的信息之中而无所适从。另外，越是有条件，心态越不容易摆平，越不懂得放下。

（16）认为越是新的疗法越高级，越靠谱。其实不然。传统的常规的疗法是经受了时间考验的，新的疗法或许有突破，或许并不成熟。

（17）忽视规范治疗，选择非正规医疗机构。有些患者因为迷信某些未经证实的治疗方法，而忽视了医学界公认的规范治疗方法。这些非正规的医疗机构或个人进行治疗，可能无法提供科学、有效的治疗方案。

（18）盲信偏方和保健品。一些患者可能会过度依赖或迷信某些偏方和保健品，认为它们具有抗癌作用，而忽视了均衡饮食的重要性。市面上有很多声称具有抗癌功效的食品和保健品，但如果没有明确的科学证据，这些产品的效果值得怀疑。

（19）忽视个体差异。每个患者的病情和身体状况都不同，治疗方案应个体化，而不是盲目跟从他人的治疗经验。

（20）认为肿瘤的恶性程度越高，预后就越差。其实，肿瘤的预后很复杂，与很多因素有关。恶性程度高，意味着分裂增生快，而长得快的细胞反而对放射线或化疗药物也会更敏感。

（21）不切实际的期望，迟迟下不去决心进行医学干预。有些患者看到身边“不治而愈”的案例而幻想自己同样可以创造奇迹，要知道别人成功的经验很难复制，当断不断会贻误治疗时机。

（22）过度依赖药物。有些患者可能过度依赖药物来维持健康，而忽视了生活方式的调整和身体的整体康复。

（23）癌症治疗是复杂的，不同的医生有不同的治疗观点及理念，出发点不同会给出不同的治疗方案，这是正常现象，不必厚此薄彼。

（24）医学最大的困惑就是不确定性，不要因为医生给不出确切的答案就怀疑医生不专业或者故意敷衍。

（25）忽视定期复查。一些患者在治疗后认为自己已经康复，忽视了定期复查的重要性，这可能会导致癌症复发时未能及时发现。

（26）忽视康复和后续治疗。治疗结束后，患者可能需要进行康复训练和定期的后续治疗，以监测病情和预防复发，但有些患者可能会忽视这一点。

（27）忽视心理健康。癌症治疗过程中，患者的心理状态同样重要，但有时会被忽视，心理支持和心理治疗对于提高患者生活质量和治疗效果都有积极作用。

（28）缺乏社会支持。癌症患者可能需要来自家人、朋友和社区的支持，但有时他们可能因为不想给他人添麻烦而拒绝帮助。

（29）处处以病人自居，要求身边的人都围着自己转，这样的心态与做法不利于康复。要设法营造相对轻松融洽的生活氛围，自己能做的事情尽量自己做。

（30）长期失眠，拒绝安定类药物，盲目认为这类药物有依赖性而拒绝服用，导致免疫力变差。

（31）过度依赖网络信息。互联网上的信息参差不齐、鱼龙混杂，患者可能会受到误导，选择不恰当的治疗方法。如何辨别真伪，最好咨询专业医生的意见。

（32）信息不对称。患者可能因为缺乏足够的医学知识，而无法正确理解治疗方案和预后，导致做出不恰当的决策。

（33）不遵循医嘱。有些患者可能不完全遵循医生的治疗建议，如不按时服药或不按照医嘱进行复查。

（34）自以为是，自视甚高，宁愿自己去摸索也不愿相信医生。隔行如隔山，专业的事情要交给专业的人去做。

（35）忽视与医疗团队的沟通。与医疗团队保持开放和诚实的沟通对于康复至关重要，但有些患者可能因为担心听到不好的消息而避免沟通。

（36）急于求成，对治疗效果期望过高。治疗癌症需要时间，一些患者可能因为急于求成而选择不适合自己的治疗方法。有些患者可能期望治疗后能立即恢复到生病前的状态，但癌症康复是一个渐进的过程，需要时间和耐心。

（37）对复发过于恐惧。有的患者几天没有休息好或者几天心情不好就开始担心会不会复发，其实，只要治疗彻底了，即便像广品山人校长那样多年来吃不好睡不好也没有复发，如果出问题，也是新生出来肿瘤，而不是复发。如果治疗不彻底，体内尚有残留癌细胞，就算再怎么小心谨慎，肿瘤也有卷土重来的可能。所以，完全不必纠结短期的睡不好，短期的疲劳，短期的心情不好。

（38）长期稳定以后的麻痹大意。很多患者经过多年的随访以后身体彻底康复了，于是，开始松懈，又开始了抽烟、喝酒、熬夜，于是，癌症再次光临。注意：这里不是指偶尔的抽烟喝酒熬夜，而是长期。比如我曾经举的几个例子。一个是肺癌早期治愈后熬夜十多年又生了肺癌；一个是晚期肺癌康复后由于没有戒烟持续二三十年后又生了肺癌。还有一位乳癌治愈后十几年来工作忙、压力大、经常饮酒，又罹患消化道肿瘤。警钟长鸣，不能心存侥幸，彻底戒除熬夜、抽烟、喝酒等不良习惯。

（39）自我消极暗示。一些患者可能会因为看到其他患者治疗失败的案例，而对自己的治疗缺乏信心，这种消极的心态可能影响治疗效果。

（40）忽视精神的力量，忽视榜样的力量，忽视积极的心理暗示的正面效果。

（41）热衷于向病友传授自己的康复经验以及盲目相信或效仿病友传授的经验。很多时候病友们总结的所谓“康复经验”是片面的甚至是错误的。

（42）认为吃得越好，肿瘤长得越快。有些患者错误地认为，减少营养摄入可以“饿死”癌细胞，而实际上癌细胞的生长速度与患者的营养摄入无关。癌细胞因为血管比正常细胞更丰富，你就算把正常细胞饿死了都不见得能饿死癌细胞。

（43）过度忌口，过度限制某些食物。在民间，有些食物被认为是“发物”，可能会诱发或加重疾病，因此，过度限制牛羊鸡肉、海鲜等食物的摄入，担心它们会促进肿瘤生长，但这种担心通常是没有根据的。这也不敢吃那也不敢吃会导致饮食不平衡，营养不充分。患者应该在医生或营养师的指导下制定合适的饮食计划。

（44）认为长期吃素更利于癌症治疗。一些患者认为吃素可以抗癌，但动物蛋白质对于组织细胞修复是非常重要的，植物蛋白质无法完全替代。如乔布斯曾拒绝医生建议，选择依靠素食抗癌，但这种做法并没有科学依据。我身边也出现过一些患者长期喝果蔬汁从而导致营养不良的严重后果。蛋白质是身体修复和免疫功能的重要成分，癌症患者需要保证足够的蛋白质摄入，而果蔬汁没办法提供。

（45）缺乏适当的、科学的运动。适度的运动对于癌症患者的康复非常重要，但有些患者可能因为担心过度劳累而完全避免运动；也有患者运动过度，他们认为运动量越大，康复效果越好，但实际上过度运动可能会导致身体过度疲劳，甚至引发其他健康问题；每个患者的身体状况和康复需求都是不同的，有些患者忽视个体差异、忽视渐进性原则，盲目跟随他人的运动计划，癌症患者在进行运动康复时，最好在专业人士的指导下进行，以确保运动方式和强度适合自身的健康状况；癌症患者在治疗期间、治疗后的恢复期以及疾病稳定期的运动需求是不同的；有的患者忽视了运动的安全性，特别是对于有骨转移、骨质疏松或其他并发症的患者，运动时应该特别注意安全性，避免跌倒和受伤；有些患者夸大运动的效果，认为运动可以替代医学治疗；有些患者缺乏持之以恒的态度，在短期内看不到明显效果就放弃。

（46）忽视自我管理。癌症患者在康复期需要学会自我管理，包括症状监测、药物管理、日常生活调整等，但有些患者可能忽视了这方面的能力培养。

（47）过度限制生活。有些患者在康复期可能过于谨慎，限制自己的饮食和活动范围，对于正常的夫妻生活也完全杜绝，这可能会影响他们的生活质量和心理状态。

（48）过早返回工作或日常活动。有些患者可能急于恢复正常生活，而过早地返回工作或日常活动，这可能会对身体造成额外的压力。

（49）抗癌不讲究天道酬勤，也不鼓励无谓的坚强。要相信过犹不及，适合的才是最好的，需要你咬牙坚持的事情，除了感动你自己之外，或许对抗癌来说可能会适得其反。

（50）患癌后不加强学习，不好好学习前人的经验教训。只知道一个人埋头苦干、孤军奋战，这是不可取的，这是不科学的。

第三章　走向康复

树立康复信心·自助者天助

抗癌秘笈原来如此简单

（一）开开心心就是抗癌秘笈

总有人非常执着地认为，凡是康复得好的一定有什么秘笈秘诀，一定要如何如何。其实，未必。别把抗癌这事搞得太复杂了。

曾经有一位老和尚传授的养生秘笈是——饿了就吃，困了就睡。大道至简。我深表赞同。好好吃饭好好睡觉，开开心心的，就是这么简单。

烟酒是不能碰的，但我认识的病友里面有不少抽烟喝酒的，这样的经你能取吗？但是，人家心态好，每天乐呵呵的。他们自称多巴胺爆棚，生活质量高，说烟酒那点危害被中和了，被冲淡了。其实，说白了还是个体差异，人家有这个本钱。

开开心心的，比吃什么美味佳肴、灵丹妙药都管用。我当年在化疗病房的时候，讲笑话，说我们成立一个尿疗协会，病友们带着自产的“饮料”去咖啡馆，大家齐刷刷地穿着西装，戴着墨镜，严肃而庄重地品尝自己的尿……整个病房欢声笑语。我在肿瘤医院放疗的时候，带领病友们进行折纸飞机比赛，从15楼扔下去。我那时候每天在网上写段子，在单位每年都自编自演相声……找点乐子呀！寻开心还不会吗？

我遇到一位咨询的患者，她说，杰人老师，我就是您说的整天心态不好生活在悲观恐惧中的那种人。我也想摆脱那种恐惧，可是……我说：没有可是！就当今天是生命中最后一天了吧。想一下为自己、家人该做点什么呢？也许你会说，明天就没命了，还有啥心情做事呢？那就没法子了，只能躺着哭。

她说，全被您说中了，我就是这样。我说，你不生病的话，估计也比较悲观。她说，您是什么大师吗？怎么全被您说中了。我就是一个悲观的人，做什么事都放不开。

好吧！乐观的人，无论顺境逆境都会乐观地活下去。悲观的人，无论顺境逆境都是自作自受、自讨苦吃。

（二）别把吃喝这事搞得那么复杂

有人看了丽桥姐多年前的文章问我，那个蔬菜汁生着喝还是煮熟了喝？那个蔬菜汁，是生榨了喝。不少人肠胃不适应。丽桥姐她们也早就不喝了。

市面上也有各种如“生机疗法”之类的时髦叫法，他们宣传这种饮食方法对营养成分破坏小，营养更全面，对健康更有利。我个人觉得多数的蔬菜不适合榨汁，口感不好，对肠胃刺激大。而且，没必要这么做。人类经过千百万年的努力，终于把我们的饮食结构、烹饪方法优化调整得科学而合理了，我们没必要走回头路，更没必要向常规的饮食模式去发起挑战。

我曾经喝过“五行汤”，西蓝花、萝卜缨、胡萝卜、香菇、牛蒡，切碎了，煮烂了，熬汤喝。这个汤，不难喝。但是，这种喝法并没有多少科学依据。

我也曾经相信过酸性食物一说。说癌症病患是酸性体质，要吃碱性食物，不吃酸性食物。后来有人出来辟谣了。我还把酸性食物写到《刀尖上的舞者》里面去了，实在汗颜。任何食物，经过消化分解后变成小分子，在体内的这个大的缓冲体系内，这些小分子是改变不了身体的pH值的。所以，不管酸性分子碱性分子，到了这个大熔炉里面都是一样的。在此，我郑重向《刀尖上的舞者》的读者道歉，是我当时的认知有问题，希望没有误导您。

有人为鸡蛋到底是荤菜还是素菜，争得面红耳赤。因为需要忌口，是荤菜的话，就不能吃。我听了感到不可思议。鸡蛋是最实惠最容易消化的优质蛋白，每天吃一两个鸡蛋这是好习惯。

土豆丝、土豆片、土豆块、甚至整个土豆煮了吃烤了吃，都是美味的。偏偏有人喝土豆汁。假如你说土豆丝抗癌，人家会嘲笑你。你说土豆榨汁能抗癌，就有人深信不疑了。还有喝小麦汁的。更有甚者，还有喝尿的。我不敢恭维，但佩服其勇气。可是，抗癌只有勇气是不够的。

生活中撞了南墙都不知道回头的比比皆是。那些推销保健品的，把那些退休的老头老太骗得团团转，无论子女们怎么劝都无济于事，这种事情每天都在上演。每个人最终都得为自己的认知买单。

关于饮食，我多次提到，患者与健康人原则上都是一样的：少油少盐，荤素搭配，多吃膳食纤维，多吃新鲜水果蔬菜。细节上，每个人根据自己的情况进行调整。千万别把简单的事情搞复杂了。

为什么总是有人挖空心思去打听这些类似于偏方一样的东西呢？因为，很多人都觉得抗癌嘛，不能松懈，一定要尽自己最大努力，一定要比健康人更努力地去采取一切可能采取的措施！一定要不走寻常路，要剑走偏锋，要弯道超车。所以，表面看这是饮食认知上的问题，其实这是心理层面的问题，这是缺乏自信的表现。

精神因素对你身体的影响比饮食因素要大得多。越是紧张，越是怕，越是憋着一股劲，免疫系统就越是没有办法充分发挥它的功能。我们首先要做到身心放松，然后吃的喝的才能更好地转化为我们需要的能量，我们才能睡得更加香甜，加上适当的运动，我们的身体自然就越来越好了。所以说，抗癌不要用力过度，心情舒畅地吃粗茶淡饭，适当补充营养，别折腾，这就够了。

（三）运动锻炼因人而异，动则有益，过犹不及

我这人没耐心，性子急，所以不可能慢条斯理去锻炼。比如说，明知道游泳、太极对我的腿脚以及脊柱的康复会有帮助也不会去练，更别说一天好几个小时去练气功了。

那么，我这种性子急、缺乏耐心的人怎么锻炼呢。于是，我开创出了属于我自己的锻炼方式。

刷碗的时候很无聊，那就一边摇头晃脑、扭腰摆臀，一边唱歌。比如，我自创的歌曲串烧：**一个是阆苑仙葩，一个是美玉无瑕，若说没奇缘，今生偏又遇见他。说什么王权富贵，怕什么戒律清规。浪花淘尽英雄，斗罢艰险又出发，又出发，啦啦啦啦啦啦**……

刷碗的时候，除了摇摆唱歌，还可以蹲马步。双腿弯曲，膝盖紧贴橱柜门，这样很稳当。既不影响刷碗，又能锻炼腿部肌肉。如此这般，化解了刷碗的无聊。等电梯时也可以锻炼，比如原地踮脚、活动颈椎等。

其实，我这样做并非是因为我有多忙，不得不争分夺秒锻炼，我只不过是想尽量让无聊的时间变得有趣一点。

另外的锻炼就是在瑜伽垫上，趴着做燕飞动作，平躺弓腿做拱桥动作。两个动作一两分钟就够了。

对，我就是适合这样的短平快的锻炼。所有消耗我耐心的锻炼我统统放弃。每个人都根据自己的情况，选择适合自己的锻炼方式就好。千万别执着，千万别死脑筋。

有一位病友，当年她为了练功，满中国寻找像巴马这样的空气

好的练功场所，而且还会随着季节的变化而像候鸟般迁徙。好几年，孩子家人都无法陪伴，每天一练就是好几个小时……这种精神我非常敬佩。但我做不到，也绝不会这样去做，我也不认为这样做有利于康复。

曾经在留言里有病友问及抗癌模范勇敢的海燕的锻炼方式，我直言不讳地讲，海燕走路都困难，还锻什么炼？还有创造奇迹的考拉姐，目前在家带外孙女，她也没时间专门去锻炼。

我在这里必须强调一下，我绝对不是反对锻炼。我只是劝大家千万别执着，锻炼这事情并非越多越好。锻炼的方式因人而异，那种风雨无阻的锻炼方式我是反对的。什么叫天人合一，什么叫春生夏长秋敛冬藏，刮大风下大雨，你觉得适合锻炼吗？那种自我感动的执着在我看来，不是毅力而是愚昧。

康复是系统工程，科学治疗、良好心态、规律作息、营养均衡、适当锻炼、按时复查……是多种因素起作用的综合结果。过于强调某种因素，比如某种神药、某种补品、某种神功、某种让你开悟的课程……那都是不可取的。

其实，康复期基本上是不怎么需要额外花钱的，也就是说，那些比你有钱有势的，也只能在治疗上比你有资源享受到更好的条件。一旦治疗结束，基本上大家都在同一起跑线上了。这一点还是很公平的。免疫力不会嫌贫爱富。

免疫力＋科学治疗＝战胜疾病

自猪年的最后几天开始，新冠肺炎成为全体中国人的焦点。

这三周不到的时间格外漫长！情绪起起伏伏，每日战战兢兢。

在这没有硝烟的战场，照妖镜让魑魅魍魉纷纷显出原形，也让金子闪闪发光。上海华山医院感染科主任张文宏教授及时做了很好的科普。

这个病毒，目前来看，传染力非常强，官方已经公布可以通过气溶胶传播。这是病毒传播的最高形式。什么意思？就是说，你没有与感染者直接接触，甚至你都没有见过感染者，都有可能被感染到。打个比方，吸烟的人都离开一小时了，房间、车厢、电梯等封闭的环境依然能闻到烟草味。新冠病毒也是如此。人早就离开了，病毒还在。你去了就可能被感染了。所以，不出门是最好的防护。

然而，也不必恐慌。

第一，这个病毒需要到一定的数量和浓度才能致病。不是说空中飘来一个病毒，被你吸到体内你就被感染了。因为，我们的免疫力防御系统可以及时清除少量的病毒。因此，保持每天通风非常关键。

第二，这个病毒的致死率大约2%，远远小于SARS病毒的10%致死率，也小于流感肺炎（病毒性流行感冒）的9%。顺便提一句，一百年前，人类面对首次出现的流行性感冒病毒，全球18亿人口中，死亡5 000万人。

这个病，目前没有特效药。那些不负责任的宣传报道，说到底只有利益二字。抗击新冠病毒，与抗击癌症，何其相似？！正规途径束手无策的时候，各种不靠谱的疗法满天飞！面对癌症，我们的确有手术放化疗、免疫疗法、中药等各种武器，然而最终我们靠的是什么？自身免疫力。

面对新冠病毒，我们目前没有特效药，最好的特效药是我们的免疫力。

人类在与各种疾病的斗争中，付出了惨痛的代价，也在一步一步战胜它们而生生不息。然而，只有强大的才能在优胜劣汰中活下来。强大，不仅仅指要有强健的体魄、良好的免疫力，而且，关键时候要脑子清醒。至于如何提高免疫力，最简单的方法就是吃好喝好睡好、心情舒畅、适当锻炼。

我认为：

科学治疗（锦上添花、雪中送炭）>不治疗（免疫为本）>过度治疗及不科学治疗（雪上加霜）。

面对任何疾病，这个公式都适用：免疫力+科学治疗=战胜疾病。

放疗免疫效应的启示 尽快找到刺激免疫力的“兴奋点”

(一) 放疗的“疫苗效应”再次提示免疫力才是王道

今天我读到这样一个案例。有个肾癌肺转移案例,对肾脏进行放射治疗后,没有进行放射治疗的肺肿瘤却消失了。这种现象被解释为“放疗的远端效应”或“远隔效应”。

对肿瘤部位进行放射治疗,为何能引起患者的全身性变化,使得放射线照射不到的位置的肿瘤也消失了呢?这种变化是通过免疫系统的调节而发生的。

动物实验也证实了这个现象。把放疗过的肿瘤细胞碎片注射入老鼠体内,之后,再注射肿瘤细胞进老鼠体内的时候,这些肿瘤细胞在老鼠体内再也长不起来了。也就是说之前注射的那些放疗过的细胞碎片起到了类似疫苗的效应。

这就好比在某地出现了少量土匪,这个现象引起了公安部的重视从而展开了全国范围的剿匪运动。

生活中我们经常观察到这样的现象。有的人小病不断,还动不动就发烧,这不见得是坏事。免疫系统通过这种不断的“练兵”,能起到防微杜渐、查缺补漏的作用,能够及时清除身体的“坏分子”,免得小问题成了大灾难。而有些人,一直不怎么生病,一生病就是大病。或许这就像一个国家,一百年也没经历过一次战争,防御体系慢慢就懈怠了,战斗力慢慢就削弱了。如果哪一天突然来一次大的战争就很容易垮掉了。

由此我联想到我的伽马刀治疗。虽说伽马刀治疗是局部的，但是，这种治疗有可能激活了整个免疫系统，把没有照射到的肿瘤细胞也一网打尽了。这个说法虽说没有直接证据，但结合我的情况分析的确是有可能的。

当然，放化疗导致的免疫效应的机理是复杂的，人体的个体差异又是巨大的，这种免疫效应并非人人都能产生的，是可遇不可求的。这种免疫效果算是放化疗治疗带来的额外的“馈赠”与意外的惊喜，目前没法将这种方法直接应用于临床治疗。

然而，这件事情依然非常有价值。

第一，可以启发科学家与医生做更多的研究与探讨以揭示免疫激活的深层次的机理；

第二，这进一步说明了免疫力是根本，提高免疫力是患者康复期的重中之重。

（二）找到自己的“兴奋点”

我们每个人都有属于自己的兴奋点，这个兴奋点是爱好，是内心深处的渴望，更是一个人活下去的信仰。活着，总得爱好点什么，喜欢点什么。这个兴奋点是麻醉剂，是止疼药，是兴奋剂，是化腐朽为神奇的力量，是创造奇迹的希望。

写作也罢，唱歌也罢，跳舞也罢，只要你找到了自己的兴奋点，这个点是可以刺激自身免疫力的。有人说了，我好色，我贪财，可以啊，问题是你能求财得财、求色得色吗？怕就怕你求之不得陷入痛苦，那就适得其反，反而降低了免疫力。

我找到了属于我的兴奋点。

在中学阶段我的语文素养是让我骄傲的，发自内心的喜欢，我违心地选择了理科，这就是一个心结。生病后，我在网上开通了博客，从那时候起写文章成了我最大的业余爱好。文字是可以直透灵魂的，对调节情绪、打开心结是非常有帮助的；朋友们互动时给予我的鼓励与赞扬又增加了我抗癌的勇气与力量。后来出书，我的文字帮到了跟我一样在黑暗中摸索、踽踽前行的人。写作，从爱好上升到了人生意义，从自救上升到了救人。所以，从这个意义上来讲，是癌症成全了我，让我完成了我年少的梦想。

2012年1月，我的《刀尖上的舞者》出版；2012年7月，我拿到了博士学位。我一下子实现了两个梦想。同样是这一年的1月与7月，我复发两次，分别做了三次伽马刀。

不妨大胆猜测一下。实现梦想的精神上的兴奋点刺激了我的免疫力，伽马刀治疗又刺激了我的免疫力，双管齐下，终于让我复发六次的病灶安稳了下来。

猜测总归是猜测。但是，有一点是值得大家重视的，就是要尽快找到属于自己的兴奋点，让自己尽快摆脱癌症的恐惧，去做自己喜欢的事。结果一定不会让你失望的。

肿瘤复发没那么可怕

“肿瘤”这两个字很可怕，然而，对于我们这些肿瘤患者来说，最怕的字眼不是肿瘤，不是恶性，甚至也不是转移及晚期，而是复发。在经历了从无法接受肿瘤，到不得不接受，再到鼓起勇气面对残酷的手术放化疗之后，我们心中的信念就是跟肿瘤搏一把，没准能够扼住命运的喉咙，力挽狂澜！然而，随着肿瘤的卷土重来，我们的信念也一下子被击碎了，仿佛过去所有的努力都无济于事，都化为泡影了。我们不得不重新出发，而且，复发后的情形将会更加凶险！

患者的预后情况大致分为这几种：没有复发过的，复发后又康复的，复发后带瘤生存的。

在我接触的病友里面，患癌后没有复发过的似乎比例更大。丽桥（子宫）、杨柳（乳腺）、尘朦夕阳（淋巴）、缘圆（乳腺）、文房四宝（肾脏）、渡梦河（胆管）、随和（乳腺）、云中漫步（乳腺）、小郗（乳腺）、爱拳人（子宫）、昆仑无名草（肠）、伊人秋水（肠）……不一一列举了。

复发之后又获得康复的：广品山人（胃）、无锡的雪梨（白血病）、上海的芦叶（卵巢）、山东的彩仁曲卓（肺）、南通的久玖（卵巢）……当然，最有代表性的是我本人，先后复发过六回。

带瘤生存的：上海英子（晚期肺癌，21年）、北京考拉（乳腺脑转移）、天津的紫藤（乳腺广泛转移）、圣地没牙大哥（黑色素瘤广泛转移）……我身边的例子也很多。

还有先后生了两种癌的：秦皇岛的骄傲的姥姥、河南的山清水秀、我的同事冯老师。这几位都康复得很好。

以上我提到的这些人，癌龄没有低于五年的，最长的有超过30年的。从这里也能看出，肿瘤越来越成为一种慢性病，得肿瘤后是有机会长期生存的。

那么，肿瘤为何会复发呢？复发的根源在于癌细胞没有被以前的治疗清除掉，有残余势力存在体内，这是复发的隐患。

无论是手术，放化疗，还是中药，都有可能治愈癌症。一些实体肿瘤是可以切除干净的，比如广品山人的胃癌，第一刀切得不彻底，复发了；第二刀整个胃全切，彻底了。妇科癌，很多切了后不再复发。有些肿瘤是可以放疗治愈的。比如，尘朦夕阳大哥靠放疗得以治愈。有些肿瘤是可以化疗治愈的，最典型的就是白血病，比如雪梨。圣地没牙大哥当初的黑色素瘤就是靠孙秉严大夫的中药临床治愈了。十七年后又复发了，复发后靠自学中医治疗又挺过了十多年。

无论是手术，还是放化疗，都无法保证肿瘤不复发。肿瘤的复发，影响因素太多。复发，未必是你做错了什么。

细胞的分裂增殖，是谁决定的？是基因。这个基因层面的东西，你很难从宏观上的单一的因素去找对应关系。

你不能说他情绪低落，所以复发了；

你不能说他锻炼过度，所以复发了；

你不能说他停药了，所以复发了……

这些“原因”猛一看有一定道理，其实是缺乏根据的。所以，我们就不能因为复发而过于自责，因为并不一定是因为你做错了什么才导致复发的。

说白了，体内有残余的癌细胞没有被清除干净，这是复发的根源。只要这个隐患在，就算你再小心翼翼，也无法百分百杜绝复发的可能。

体内还有没有残存的癌细胞，在细胞量很少的时候是很难检测到的。因此，我们不管体内有没有“定时炸弹”，都要保持好的心态、均衡饮食、充足睡眠、适当锻炼，维持身体一个好的状态。

能够毕其功于一役，那是幸运的，幸运的人不在少数。我当初就是把能用的武器一股脑全部用上了也还是没能避免复发。像我这样遭遇复发的也大有人在。而复发后又长期生存超过十年的也不少。

带瘤生存的患者最不容易。他们始终是在火上烤，这需要强大的内心。他们之所以能做到与癌共舞、和平共处，是身体处于一种平衡，也是一种彼此的适应。然而，他们又是幸运的，因为他们的肿瘤细胞是最“聪明”的，懂得和平共处。那些凶残的肿瘤细胞表面上厉害，其实是最没“脑子”的。它们要么被主人打死了，要么与主人同归于尽了，总之，不得好死。而懂得与主人和平共处的肿瘤细胞将是最长寿的肿瘤细胞。与主人和平共处超过十年的也不少。紫藤患癌时，她的孩子读小学，今年孩子读大四了。她的癌全身转移，多次抢救，依然顽强地活着。第一次见她，2011年8月，新浪博客癌症病友圈五周年聚会，那时候她的癌就广泛转移了。

她的肿瘤细胞是聪明的，我们要号召所有的肿瘤细胞向它们学习。同时，我们也警告全体肿瘤细胞：我们是惹不得的。如果惹烦了，是不好办的。

以上聪明肿瘤细胞的说法，虽然是开玩笑，但也是有依据的。你看新冠病毒，最初致死率高，后来它的致死率降低了，只有这样才能不断传播自己、保存自己，一直传满全世界。而当初的SARS就因为太凶悍，很快就销声匿迹了。也希望癌细胞越来越聪明，可以像阑尾一样陪伴人类一生，大家成为形影不离而相安无事的好朋友。

活着更需要勇气

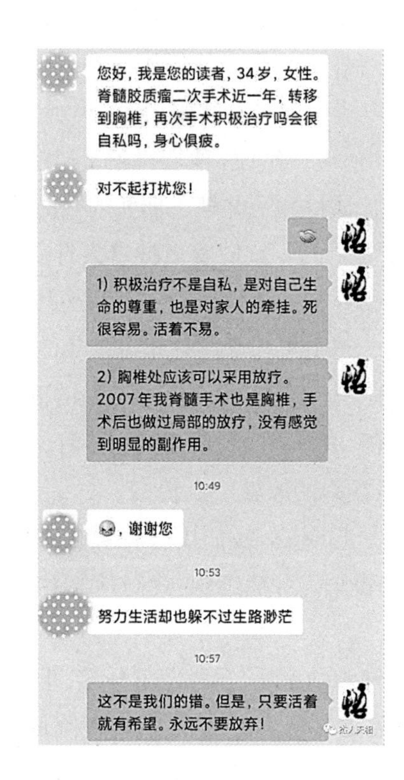

上面这位患者是我的一位读者。

病情的反复、前路的渺茫、不菲的治疗费用……除了让她精神上备受打击、肉体上备受折磨之外，也因为给家庭带来的经济上的负担与精神上的痛苦而感到自责与内疚。癌症患者真的太难了！

没有谁愿意患癌，更别说三十出头的大好年纪。摊上这事了，一点办法也没有，只能面对。而且不是一个人去面对，而是一家人去面对。患癌是一家人的事。它要考验这家人的凝聚力、经济实力、抗挫折能力。

没有谁是孤立存在的，每一位病患的身边都围绕着或牵扯着好多的家人、朋友、同事们。你的这些后援团成员都希望你能好起来。你的勇气与坚强让大家欣慰，让大家为你自豪。不管疾病多么凶险，不管面临多少磨难，都不要轻言放弃。生命的过程，本来就是一条充满荆棘泥泞艰难险阻的路，所谓人间大道是沧桑。即便不生病，也会遇到这样那样的沟沟坎坎。

有时候，自己都不知道原来自己身上隐藏着这么多的潜能，都不知道原来自己可以坚持比原先想象的更长更久，自己都不知道原来别人能做到的自己也可以；等你爬上这个山头，蓦然回首，你的内心一定会非常感激自己在最艰难、最无助、最无力的时候没有放弃自己；你一定会非常感激那个在最绝望的时候仍然选择笑对苦难的自己；你也一定会更加坚定地一步一步走下去，无问西东。停下来只有一种可能，而走下去会有无数种可能。别无选择，砥砺前行。当然，最坏的可能是人财两空，这是谁都无法面对的残酷现实。然而，我认为人财两空也好过没有尽力。努力过了，以后的日子里家人才不会后悔。

这个病给人的打击是致命的，病人的压力是巨大的，家人也一样。尤其是病情不稳、反复治疗的情况。大多数的家庭在遭遇这突如其来的变故的时候都能团结在一起，并肩作战。但不可否认的确有不少大难来临各自飞的情况。人与人差异巨大，夫妻感情不同、抗挫折能力不同，遇到这种雪上加霜的事情也只能勇敢去面对。

患癌后要主动离婚以解放对方吗?

(一)

我接到一位已婚且已生子的男病友的电话,他说妻子年龄比他小不少,为了少拖累对方,他动了离婚的念头。他说趁着妻子现在尚年轻,不如选择主动放手,以免再拖几年,自己好了还好,万一没治好而撒手人寰的话,那时候妻子的路就更不好选择了。

这位老弟真是一个有情有义的好男人。我们这些年纪轻轻就生癌的患者,按照方清平段子里调侃的话说,"妻子还八九成新呢",最是尴尬。将来究竟能活几年谁也讲不清的,也许只有三年两年,也许能彻底康复。不走到最后,谁也没办法知道。

他问我当初刚患癌时是怎么想的。说实话,我当时没想过离婚,可能是因为还没到那地步吧。2005年7月生病了,8月份伽马刀手术后就上班了。我还能生活自理,还能按时拿工资,回家还能做家务,小日子还能维系,也就是说还没有拖累到要考虑是否离婚的地步。不过,讲实话,当时的确不知道自己还能活几年,只能走一步看一步。至于能活到今天,的确是超预期了。所以,我说我的确没有这位老弟觉悟高。

不过,这事情难道不是主要取决于配偶的态度吗?已经生病了,已经拖累了,那么,如果离婚了能够让她解脱,那就离。如果让她更痛苦的话,那还不如一起努力与命运抗争。更何况,还有孩子呢!

（二）

婚姻是一种把个人身家、幸福、未来都绑定到一起的人生最大的契约。从两个人牵手之日起，两个人的命运就已经捆绑在一起了。刚结婚时，相看两不厌，对两个人的未来彼此都充满着憧憬。情人眼里出“绩优股”，谁承想一夕“爆雷”、天降大病，马上就要“跌破发行价”，甚至是面临着“退市”的风险。因此，婚姻是人生当中风险最大的投资。**婚姻有风险，结婚须谨慎**。我一位病友大姐，当时发现自己患癌的时候还没有结婚，然后毅然决然与男友分手，为了让男友死心，隐瞒真相，连解释都没有一句。一直单身至今。令人唏嘘，让人敬佩。如果当时他们结婚了又是另外一种情形了。而且，有孩子没孩子，也会有非常大的不同。

患癌一方对家属的拖累在从拿到诊断通知书之日起就已经成为既定事实，而且在成为既定事实之前一般还很难评估与预测。就拿我来说，我结婚的时候身体好好的，我的爷爷奶奶，甚至我妈妈的爷爷奶奶都健在呢。我这么扎实的“基本面”，谁能想到短短几年我就面临“退市”的风险。

（三）

婚姻是自由的，婚姻双方当事人**任何时候都有重新选择的权利**。人生很长，每个人都只有一次生命。谁也没权利没资格要求对方一直迁就自己、照顾自己。即便是自己的孩子，他们也不完全属于自己，他们是独立的个体，你无权要求孩子一定要留在身边照顾自己，他们也有选择自己生活的权利。

现在的离婚率比之从前要高出许多,这应该是个性解放、社会进步的一个象征。既然可以把婚姻看成人生最大的投资,那么,一旦发现投资错了,及时止损,第一时间退出才是明智之举。

然而,**婚姻毕竟不等同于投资。投资只讲利益,而婚姻的基础是感情**。在感情面前,利益多数时候是不值一提的。更何况,患癌这种事,它不涉及人品与道德,也不涉及能力与三观,它可以算是一种突然变故或意外事故(刻意隐瞒病史的骗婚除外)。

那么,这时候你会问了,难道患癌了就不能离婚了吗?也不是。我有个朋友在患癌后离婚了,但是,离婚的原因并非患癌,因为离婚是患癌前已经达成的口头协议,只不过患癌这事并没有改变事情的发展方向而已。令我大感欣慰的是他们后来又复婚了。同样,复婚的决定也与是否患癌以及康复情况关系不大。主要是因为两人分开后各自反思自己失败婚姻的症结所在,然后主动去改变自己、提升自己,然后通过孩子这座桥梁慢慢又走到了一起。这是一件非常美好的事。尤其是患者本人经过反思发现自己性格上的问题不仅会对婚姻造成伤害,也会严重伤害到自己的身体。痛定思痛,痛改前非,后来不仅复婚了,身体也康复了。塞翁失马,亡羊补牢,两全其美,皆大欢喜。

(四)

因此,是否选择离婚主要不在于患癌,也不在于做生意破产以及其他的人生变故,而是要看婚姻双方当事人是不是感情真的破裂了,是不是不适合生活在一起了。

我这位病友老弟,夫妻感情好,彼此想着对方,爱着对方,这就没有分开的理由,更何况还有孩子呢。你是为她好,不想拖累她,可是,一旦分开了，抛开对孩子成长的影响不讲，单说她个人是否会因为不再受你的拖累而过得更好呢？

只要她心里还有你，她选择在你落难之际离开了你，不管将来你康复得怎么样，她都很难心无挂碍、心安理得、心无愧疚。即便她能过得了心理这一关，她也要面对外界的评价，甚至可能是流言蜚语。更何况，等孩子长大了，如何面对孩子的质疑也是个绕不开的问题。

如果她心里没有你了，嫌弃你了，那反而好说。尊重她，成全她，祝福她。记住她曾经的好，记住她对你的付出，从此各奔前程。人与人，缘深缘浅，聚散离合，都有一定的定数。不论是选择主动分开、丧偶被动分开、被小三活活拆开，总之，缘分尽了，就如油尽灯枯，无力回天。落到地上的叶子是没办法重新回到树梢的。

（五）

最后，我要对这位老弟以及所有的患者说，患癌是不幸的，伴侣对我们的不离不弃，是我们上辈子修来的福气。不管她（他）们多么心甘情愿，都不是我们心安理得的理由。不管我们以后康复得怎么样，在疾病的确诊以及病后的治疗的整个过程中，伴侣们为我们吃的苦、遭的罪、花的钱、受的累都已经是既定的事实。我们都要心存感恩。以后拖累多还是少，要看我们康复的情况了，要看我们的表现了。为了少拖累或不拖累，我们需要好好努力！

要学会与癌共舞

有位病友给我留言:“对复发,有时会自责,有时会恐惧,有时也能努力做到用正能量积极面对,但终究感觉这条路走得漫长,好多美好都没有细细品味,却过上了每日行走在烈焰中的生活。”

我回复:“品味美好不能等到痊愈之后,治疗过程中、康复过程中、复发转移过程中……每一天都有值得感动、值得珍惜与留恋的瞬间。最终每个人都是死路一条,这丝毫不影响我们可以生活在喜悦与幸福之中。”

面对复发,大家的心情都差不多。在纠结与彷徨中,时而恐惧时而释然,自己的内心活动异常活跃,甚至可能会抑郁,可能惶惶然戚戚然无所适从。这是正常的,我们必须接受这种情绪。

我们一旦生了这个病,是没有百分百把握不再复发的,是没有百分百把握能够治愈的。就算是临床治愈了,也不算真正治愈,最终死于其他疾病才算肿瘤真正治愈了。那么,肿瘤患者从生病那一天起就不能再拥有快乐了吗?显然不是这样的。肿瘤患者不可能等到治愈了再去享受生活与品味美好。我这可不是站着说话不腰疼,我经历了六次复发。我的博士学位、我的两本书,都是在复发的过程中完成的。我是一边战斗,一边享受生活的。我是站在刀尖上跳舞的。

生命究竟是要终结的,从这个意义上来讲,根本不存在彻底治愈。因为,人一生下来就在走向死亡。人一生下来就罹患了不治之症啊!假如一直盯着“死亡”这件事情,试问哪一天才能彻底安心呢?

既然大家都是暂时活着，既然如此宝贵的时间每分每秒都在逝去，那就抓紧时间享受人生、品味生活；那就抓紧时间做有意义有价值的事情；那就不要浪费时间在无聊的人无聊的事情上面。有人曾经说过，人生太宝贵了，以至于无论怎么活都是在浪费生命。尼采也说过，“每一个不曾起舞的日子，都是对生命的辜负”。

很多事情，我们无法改变，我们唯一能改变的是我们的态度。想多了没有用，很多事情不是我们能决定的，不是我们能改变的，活在当下吧。我们虽然失去了很多，但我们至少还拥有生命，这就没什么值得抱怨的。生命不能辜负，好好珍惜。

读者留言：

小月：我就是站在刀尖上跳舞的人。我虽然生病了也复发转移了，当我问医生我的病情到底到了什么程度，医生告诉我已经晚期了，生存期也许只有三至六个月时，我真的笑了，再也没有顾虑了。也许是因为知道了结果，也就放下了所有事情，放松了，释怀了。所以我开心快乐，每一天都在唱歌跳舞。也许是我的真诚感动了老天爷。生病十年了，复发转移后又两年了。可我现在非常好，跟正常人没有区别。是奇迹再现还是我用坚强的毅力战胜了自我，请老师多多指点！

重生的我越来越好：我的战友，我无论是得癌还是不得癌，都是在刀尖上跳舞，我都觉得我是个漂亮的女人。我喜欢什么我就去想什么，所以，这样我就快乐。我每天都自信地走在小河旁。我觉得每个人都会死，这是很公平的，所以就没有什么遗憾的。

敬畏生命

（一）人类很智能

人类是一种很有智慧的生物。几百年前连电都没有。后来美国科学家发现了电，再后来发明了电灯、电视、电脑……现在又有了人工智能。

最近，大家应该都听说过ChatGPT吧。它是美国人研发的聊天机器人程序，于2022年11月30日发布。这个程序的用户数量突破一个亿，只用了短短两个月的时间。百度百科上评价说："它能够通过学习和理解人类的语言来进行对话，还能根据聊天的上下文进行互动，真正像人类一样来聊天交流，甚至能完成撰写邮件、视频脚本、文案、论文、代码，翻译等任务。"网上有人评价说："如果按照学历水平评估ChatGPT，你发现它就是一个985高校的研究生水平：语数双百，英语8级，办公软件应用自如。"

是不是很震撼？人类从不知道电为何物，发展到能够制造出具有研究生水平的机器人，只用了短短三四百年的时间，这实在太伟大了！

地球年龄据说已经46亿岁了。这几百年相对于46亿年根本不值一提。但毫无疑问，这几百年的发展变化对于人类来讲已经是天翻地覆的了。地球这46亿年若拍成视频的话，假设每300年浓缩为1秒，这部视频也要播放177天。视频上，上一秒地球上还没有电，下一秒居然有宇宙飞船、智能机器人了。再下一秒（2324年）会发生什么呢？我们无法预料。就像三百年前的人类，做梦也想象不到我们今天能有飞机、轮船、火箭、核武器……那么，下一个小时（1 080 000年以后）呢？展开你丰富的想象力，畅想一下人类未来的生活吧，不怕做不到，就怕想不到。

（二）人类很无力

地球上最复杂的东西是生命，生命最基本的组成单元是细胞。我们人类拥有如此高的智能，却连最最简单的细胞里面的一个细胞器都造不出来。比如，植物细胞的叶绿体靠二氧化碳和水就能在太阳光照的条件下合成出葡萄糖，进而聚合成供我们食用的淀粉。假如人类可以制造出叶绿体，那么农民就不需要种地了，只需要在工厂里生产淀粉就可以了——给它光照，给它二氧化碳和水，那边流水线就出来淀粉了。

然而，人类就是这么无力，连细胞的一个零件都造不出来。细胞的结构复杂程度怎么形容呢？数以百万计千万计的分子在肉眼看不到的狭小空间里有条不紊地高效运转着，彼此制约、彼此合作，全世界最高端最精密的工厂全部加起来乘以一万倍都无法与之比拟。

（三）人类也是代码

人工智能无论多么高级、多么智能，它们都是一堆代码，都是数字0与1排列组成的。我们人类无论多么智慧、多么伟大，我们也都是一堆原子。我们所有的生命形态，从动物到植物到细菌病毒，遗传物质都是(脱氧)核糖核酸。这究竟是一个人、一条狗，还是一个细菌，我们看到的所有的这些有生命的东西，表面上看起来形态迥异，好像八竿子打不着，其实他们的基因序列都是一样的代码，都是靠4个碱基对的排列组合而形成的。这与计算机的0与1的排列组合没有什么本质上的区别。所以说，计算机程序是一堆代码，我们人类又何尝不是？计算机程序是人类发明的一堆代码，我们人类又是谁发明的这堆代码呢？

（四）关于进化论

达尔文说人类是自己进化来的，在漫长的岁月中误打误撞完全随机演变来的。从简单到复杂，从无机到有机，从水生到陆生，从单细胞到多细胞，经过漫长的岁月终于进化成了现在的样子。但我总是心存疑惑。

宇宙第一定律是熵增定律，简单说就是从有序到无序的过程。一个房间，你不去收拾它，将会越来越乱。一滴墨水滴进一瓶清水里，慢慢地，墨水会与水混匀，分不清哪里是墨水哪里是水，这是分子运动的自然规律。但是，倒过来，分散均匀的墨水要变回到刚滴进去时的状态，墨水是墨水，水是水，自发形成的概率趋近于零。

即便这么简单的过程都不能逆着来，进化论却告诉我数以百万千万计的大分子自发形成，且自觉自愿地浓缩折叠到一个肉眼看不到的细胞结构里面，还各自分工行使不同的功能，它们之间的作用力、不同构象、相互反应，以及在整个细胞运行过程中如何进入细胞膜、如何进入细胞质、如何进入细胞核、如何组装、如何协同作用、如何调配、如何完成使命并自我凋亡……这统统都是自发形成的，靠我有限的脑力是很难理解的。

我还想问一句，连这么复杂的生命形态靠自然界都能够自己进化出来，那么为什么自然界就进化不出来一个非常简单的工具呢，比如锤子、斧头……你或许会回答，人类的产生的确是一个巧合，是个非常非常小的概率。如果说两个无机小分子在电闪雷鸣中聚合为一个大分子算是巧合，那么数以千万计的大分子的形成需要多少个巧合？你又说了，时间能够解决一切，时间能够造成无数的巧合……好吧，只要时间足够长，或许理论上是成立的。

（五）关于高等文明

人类这种生物，能够用几百年的时间，从靠煤油灯照明发展到遨游太空探索火星，再到发明智能机器人，那么，假如有更高级更高维度的生命，在地球这46亿年的漫长时光中，他们是不是有足够的时间创造出更加辉煌灿烂的文明？蚂蚁，跟我们人类生活在同一时空。但它们永远理解不了人类这种庞然大物，更理解不了人类的飞机、大炮、宇宙飞船。但我们却清楚地知道它们分为工蚁、蚁王、蚁后，知道它们的身体结构甚至是基因序列。同样，没准智能生命就生活在我们“身边”，但我们却“识别”不了他们。我们看他们正如蚂蚁看我们。纬度不同，层次不同，不可同日而语。所以，你没看到并不代表他不存在。

上文说了，我们都是一串串的代码而已。假如我们真的是更高等的生命用程序设计好的，那么他们为何不把我们设计得更加美好？他们为何看着我们的世界瘟疫横行、灾难频发、爆发世界大战，让我们忍受生离死别？他们是在玩游戏吗？我们能把握并改变人类的命运吗？在回答这个问题之前，我想说，如果蚂蚁通过自己的努力与彼此协作，把它们的窝从地势低的地方搬到地势高的地方，这我是相信的。但如果它们相信通过它们自己的努力能够改变自己的命运、掌控自己的命运，我会哑然失笑。无论它们搬到哪里，一个恶作剧的孩子一壶热水就能让它们怀疑“蚁生”。或许也正是因为这个缘故吧，那句话才流传至今——“人类一思考，上帝就发笑”。当然，这里的“上帝”按照杨振宁教授的说法，指的是可能存在的高维的生命。

（六）敬畏生命

越学习，越感到自己的渺小；越学习，越感到未知的东西太多。而生命，是目前我们知道的最复杂的机器。我们了解和掌握的还非常有限与肤浅。我们务必要保持对生命的敬畏。

相信相信的力量

（一）人体是一堆原子

我们人类真的了解自己吗？从我们的视角来看，每个人都是血肉之躯，一堆或大或小的固体。然而，如果了解物质的结构，你就发现我们每个人其实就是一团原子，一团“空空如也”。

人体由无数细胞构成，细胞由无数分子构成，分子由原子构成，这个原子是一个非常空的东西。到底有多么空呢？原子由原子核与电子构成。原子的直径由电子运动的轨迹决定。原子核占原子的体积非常非常小。如果一个原子有足球场那么大，原子核还不到针尖那么大。在原子核外面，电子行踪不定，高速运动在如此大的空间里。这就像广袤无垠的天空，除了偶尔有飞机与飞鸟飞过，多数时间都是空荡荡。由此可见，原子是多么空洞无物、空空如也。由许多原子构成的分子也就是许多个空空如也。分子空空如也，细胞空空如也，器官空空如也，人体也就空空如也。无数个小空空如也，构成一个大的空空如也。施一公教授说，如果可以把人体压缩，原子核挨着原子核，人体还不如一粒米大。所以，别看自己动辄上百斤，貌似虎背熊腰，其实就是一团空。不仅人是一团空，老虎与狗熊也是一团空，我们看到的高山流水、层峦叠嶂也都是一团空。

（二）生命的产生有很多谜团

熵增是自然界至高无上的法则，熵增过程是从有序走向无序，是从复杂走向简单。这就像一个花瓶，风吹日晒，慢慢碎裂，直至变成粉末，这是容易理解的。然而，如果反过来，简单的东西慢慢组合成复杂的东西，这就有点怪了。比如那些花瓶变成的粉末，在自然界慢慢组合成一个花瓶，这就令人百思不得其解了。简单的东西凭什么能够进化为复杂的东西？目的何在？动力何在？

生命不就是这样的一个过程吗？无序的原子组成了分子，无数的分子组成了细胞，无数的细胞经过分化形成了人体。这么多的原子为何能组装成这么一部精密的机器，这部机器可以运动，可以思考，可以吃饭，可以睡觉，可以哭，可以笑，这是多么神奇的事情。这是违反热力学第二定律的。所以，人类的出现如果是一个自发的过程，从科学的角度是比较难理解的。现在公认的达尔文进化论也存在证据链缺失的问题。

（三）人类的认知非常局限

这个世界的真面目究竟怎样不得而知，但是，绝不是我们眼中的样子。我们的肉眼之所以能识别物体是因为打在物体上的光子反射到我们的视网膜，在视神经的作用下在脑中形成一个影像。如果闭上眼，光子就被挡在了眼皮之外，物体的影像也就无法在脑海中形成了。然而，我们的肉眼能识别的光线只是可见光这一小段，还有绝大多数波长的光线不能被我们识别，我们也就看不见。科学研究表明，我们能看到的部分只占微乎其微的很小比例，余下的绝大多数我们看不到。这就像盲人摸象，你只摸到了一根毛，你无法洞察这头大象究竟是什么样子。如果你仅仅根据这根毛就断言这大象一定是什么样子，那就太可笑了。

我们人类对自己的认识是很无知的，对宇宙就更加无知了。因为无知，所以，很多事情都不能轻易下结论，包括癌症。

（四）利用宇宙法则助力心想事成

有人说，每个人的潜意识可以连接宇宙的能量。这种连接是有条件的。有个吸引力法则，百度百科这么解释："思想集中在某一领域的时候，跟这个领域相关的人、事、物就会被它吸引而来。有一种我们看不见的能量，一直引导着整个宇宙规律性运转。"注意这个关键词——思想集中。你要想心想事成，你不能随便想想就算了，你要很想很想、非常想、不断地想、长时间地想，一直到实现为止，这才能心想事成。以前我就曾经说过，心想事成这不是唯心的。只要你的意愿够强烈，那么，你的意念就能够打通连接宇宙的能量，就能够让宇宙的能量为我所用。

施一公教授说，因为我们的身体是一堆空空的原子嘛，所以，每一秒钟都有成吨的暗物质从我们的身体穿过，而这些暗物质是我们的肉眼无法识别的。这也就是说我们的身体其实每一分每一秒都在与宇宙发生对话与交流，我们与宇宙的关系就是老祖宗说的"天人合一"。因此，我们的起心动念都有可能连接整个宇宙的能量。因此，不管你信什么教或信什么疗法，只要你去与宇宙积极沟通，宇宙会收到你的信息。你越集中精力，你越执着，宇宙收到的信息也会越强大。那么，根据作用力与反作用力之原则，念念不忘必有回响，心想一定可以事成。因此，请务必相信我，看不到并不代表没有，相信相信的力量。积极乐观、良好的心理暗示一定能帮助我们。心想一定可以事成,你只管相信,一切自有安排。

祝我们每一位都心想事成!

相信奇迹才可能创造奇迹

有位读者私下对我说,你觉得考拉姐脑部的病灶有没有可能是良性的呢?可能!完全可能的。一切皆有可能。

我的忘年交袁总的"胃癌脑转移"就是被误诊。他的脑部海马区出现病灶,做过一次伽马刀手术后病灶消失。又过了一年半,脑部又出现新的病灶。这次做了开颅手术,病理是良性的。

那么,袁总海马区的病灶是良性的还是恶性的?恶性的可能性大,因为伽马刀治疗后大约一个月病灶就消失了,而如果是良性的话消失得不会这么快。

当然,病理是金标准,没有病理的话只能是推测。但是,不是每一种情况都适合做病理的,还是请相信医生的专业素养与经验吧。通常情况下,若在其他部位出现了新病灶,复发转移的可能性远远比新长了一种肿瘤的可能性大得多。这很容易理解。

其实,医生有医生的难处。如果与患者不熟悉,根本不敢多说话。一些专业的东西没办法三言两语跟外行人解释清楚。因为存在个体的差异化以及医学的不确定性,医生在很多时候的解答都是含混不清的、模棱两可的。还是那六个字:一切皆有可能。然而,假如医生告诉患者及家属"一切皆有可能",他们肯定是不满意的。他们会认为这是医生在敷衍。

回到考拉姐乳癌脑转移带瘤生存的话题上来,虽然她没有病理的明确诊断,但我宁愿相信她脑部的病灶就是乳癌转移灶,我宁愿相信她就是那个创造了奇迹的人。

这个案例可以带给我们以下启发：

（1）心态很重要。同样面对考拉姐的境遇，脑干部位出现肿瘤，但无法治疗，我们该怎么办？不同的人会有不同的反应，但是，毫无疑问最正确的做法就是像考拉姐那样积极而乐观。

（2）奇迹是真实存在的。要相信奇迹的存在，奇迹才有可能降临。你根本不信的东西，实现的可能性实在太小了。正因如此，我善意提醒大家千万别一遇到奇迹就认为是误诊。这对当事人是无所谓的，但是，对你自己却有害。因为，你不相信奇迹的存在，你自己会扼杀很多种可能性。

我当初脑部广泛复发，病灶像“撒豆子”一样的时候，我相信了张教授的话，我如获新生，于是，我神奇地不治而愈。这让我见识了情绪和心态对疾病康复的巨大作用。

秦皇岛的丽桥姐，放疗导致的肠梗阻、肠粘连，靠艾灸治好了。然而，你们要知道她坚持了多长时间？有几个人能够在最初看不到多少希望的情况下一个月接着一个月地坚持下去？为什么她能做到如此坚持？因为她坚信艾灸可以治好她的梗阻。无论做什么事，坚持不下去的原因主要是因为缺乏信任与信心，不相信奇迹就没有坚持，没有坚持也就没有出现奇迹的可能。

相信奇迹，相信自己，你就是下一个奇迹！

为何这些管理员可以康复这么多年？

我把我新浪博客2012年的一篇文章贴到了我的公众号。这篇文章介绍了当时的癌症病友圈以及全体管理员。一晃八年（写于2020年10月11日）了，除了岁月有痕大姐不幸去世之外，另外14位当时的管理员都还好好的。八年，对于肿瘤患者来讲不是一个小数目。即便是岁月有痕大姐，患癌后也坚持了整整十年。

这些管理员病种各异，有乳腺癌、子宫癌、宫颈癌这些妇科癌，也有胃癌、胆管癌、肺癌、白血病、淋巴瘤。病情也不同，有稳定多年的，有刚患病正在与肿瘤抗争的。年龄也分为老中青三代人，当时我37岁，算最小的。因此，方方面面，没多少共性的东西。

其实，不仅仅我们这些管理员康复得很好，我们的整个新浪博客病友圈大多数人都“爬雪山过草地”，勇敢而坚强地闯了过来。这不能不说也算是个奇迹。那么，这些康复者有什么康复秘诀呢？

首先，这是一个知识分子的群体。这个群体有一定知识层次、经济条件与认知水平，这对于康复还是有很大帮助的。

其次，这是一个乐于分享、抱团取暖的群体。喜欢写博客的这些人算是相对比较活跃、容易沟通、愿意敞开心扉、愿意打开心结的一些人。这样的人会康复得相对更好。大家通过写博客，相互串门，相互评论。我把它叫做写作疗法。通过这种写作疗法以及相互交流的“话疗”，可以达到宣泄心情、放松身心、减轻焦虑、提升免疫力的效果。大家聚在一起，互相取长补短，抱团取暖，互相疗愈。

最后，这是一个积极向上的群体。凡是能够加入博客圈的都是一些积极向上的人。那些沉浸在个人的悲痛之中不能自拔的人是不会加入任何圈子的,更不会轻易敞开心扉与大家互动交流的。

因此,这样一个积极向上、乐于交流的知识分子群体的整体康复情况高于癌症患者的平均康复水平就丝毫不奇怪了。

这些人走到一起,创建并发展成了一个特殊的圈子。这个特殊的圈子迸发出来前所未有的魔力。

这个病友圈里面的人不分高低贵贱、没有身份地位的区别,大家在一起不管男女老少都是同病相怜、同仇敌忾、同舟共济、互相支撑、互相关心的战友;这个圈子抛弃了世俗的羁绊与攀比,大家要比就比谁更坚强、谁更乐观、谁更智慧、谁活得更久。在这种氛围里面,很容易彻底地放松身心,很容易找到精神上的支柱。心理层面,一边放松,一边支撑,这是双重疗效,这是最好的精神疗法。

另外,圈子每年一次的聚会,也是很多人的一种信仰、一种精神支柱。让所有人有一个盼头、一个期待、一个里程碑。这种精神力量支撑着自己每年坚持参加聚会,蓦然回首才发现原来我也可以坚持这么多年!每次聚会,大家穿着同样的圈服,大家唱着同样的圈歌,情绪高昂,发自内心的喜悦,这是任何灵丹妙药也无法比拟的。

博客圈自2006年底建立以来已经14年。我自从2010年12月1日加入博客圈以来已经近十年。2011年博客圈关闭,这些人继续写着博客,以广品山人、丽桥为首的诸位管理员又进一步把博客圈升华为“激昂雁阵大学”。从天津发源到2019年武汉聚会,到今年疫情影响取消了聚会。这一路走来,成百上千的病友见证了无数的奇迹与感人的故事,也感受到了人间的真情与温暖。我非常感激这个圈子给予我的一切,我也一直在努力为这个圈子尽着微薄之力。

近几年,公众号慢慢取代了博客。在公众号上可以自己控制节奏写文章,但是,彼此的交流却有一定局限性。这是一对多的模式,一人跳舞众人喝彩的自上而下的方式。读者的参与度少了，做不到博客时代的相互渗透与交叉。然而，我仍然非常感谢有这样一个平台可以把我以及当初那些资深管理员的文章分享与奉献给大家，能够帮助到正在与疾病斗争的患者们。

我也希望患者朋友们可以找到自己的沟通交流平台与渠道。不管线上的线下的，有一个温暖的圈子很重要。比如，患者朋友能够自己开通公众号或者其他的写作平台，能够把自己的治疗心得体会、所思所想记录下来，然后可以发给病友们相互沟通与交流，这也不失为一种总结自己、提升自己的机会。

肿瘤患者的甘蔗人生

肿瘤患者的康复期究竟应该如何度过？我提出了“肿瘤患者的甘蔗人生”理念。

治疗期靠医生，康复期靠自己。康复期的定期复查是常规操作。复查的这个间隔期限是有讲究的，这段时间既要能看得出病灶的变化，又不至于耽搁了后续的治疗。因此，患者一定要按照医生的要求按时定期复查。比如医生让三个月后复查。三个月后，观察的部位有可能长大，有可能不长大。到底会不会长大，这个结果无疑是非常关键的。这个结果决定了之后的治疗策略，甚至是人生走向。无论是谁，都会心情忐忑。

好在那是三个月之后的事了。在最终结果揭晓之前，这段时间，这说长不长、说短不短的三个月，患者本人该如何自处呢？一句话：**增强免疫力，提高幸福指数，努力把这三个月活成三年**。

对于患者来讲，我们必须要清楚的一个事实是，无论评价药物有效性还是患者的生存期，常常都是以“月”为单位的。因此，无论是跟健康人相比，还是跟过去的自己相比，这三个月都是更加宝贵的三个月。因此，加倍珍惜都不够，必须十倍珍惜才行。要努力把这三个月过成普通人三年都达不到的深度与厚度。可以吗？完全可以。

要怎么做呢？首先要端正认识。三个月之后的复查结果如何，不是抛硬币，这个将来的结果跟目前的三个月怎么想、怎么做也是有关联的，至少你能部分地左右三个月后的结果。你把吃喝拉撒睡调理好了，积极去运动锻炼，免疫力一定会有提升。因此，这三个月绝不是被动地“等”，而是主动出击，努力备考。但是，也不要用力过度，因为过犹不及。

正确的做法是积极但不过度。心情要努力放松下来，毕竟就算结果会不好，但那也是三个月以后的事，这三个月先赚到手再说。这三个月正是我说的“甘蔗人生”品尝甜蜜的那一段。好好嚼你的甘蔗，贪婪地吸吮甘蔗甜蜜的汁液，不必去想甘蔗“骨节”的事情。因为，无论你想与不想，骨节都会在那里。因为骨节的存在而影响了品味甘蔗的甜美，这不划算，而且很傻。更何况，这三个月的甘蔗吃好了、吃美了，没准下一个骨节就迎刃而解了呢。退一步说，就算三个月后结节确实长大了，科学也给我们提供了大量的实用武器来帮助我们战胜疾病呢！

心情若能放松下来，事情就好办了。善待自己，善待家人，提高幸福指数，可以把这三个月过得活色生香，甚至就像度蜜月一样。这三个月，你开开心心地跟孩子在一起，把你的母爱给孩子，让孩子感觉到你的爱！这三个月，跟老公在一起，把你作为妻子的温柔以及对他照料你的那种感激都让他体会到、感受到！这三个月，多陪陪父母聊聊天，让他们对你放心！你努力把你的整个的家庭氛围营造好，让每个人都感受到温馨、幸福。哪怕三个月后不是好的结果，至少这三个月赚到了，你自己赚到了，你全家都赚到了。要知道就算是健康人，有多少人一辈子都得不到哪怕短短三个月的幸福啊！有多少健康人，日复一日地活在抱怨指责与浑浑噩噩之中；有多少健康人，永远活在鸡毛蒜皮和无休止的吵闹之中。而你，凭着一己之力能够给一家人整整三个月的温馨、幸福，这是多么了不起的一件事啊！你如果按照我说的去做了，你这一天的价值能等于过去十天二十天的价值啊！你这三个月能活出三年的精彩啊！就算以后真的病情有反复、有进展，你也绝对不后悔的。

这三个月，对你来讲是非常值得回忆的，非常值得珍惜的。不仅对于你是这样，对于你的孩子和你的家人，他们也会记住这三个月曾经是多么的幸福和温暖，明白吗？这三个月你要好好的，一天一天的，好好珍惜！然后，或许三个月以后啊，就给你回报来了，就真的给你回报来了，你完全有可能平安无事。然后，后面再接着随访三个月，再接着随访半年，再接着一直这样随访下去……一直安然没事。这是完全有可能的。我身边有不少一直随访达到十年的病友。（上面这段话是我讲给某位女性患者听的，但同样适用于所有人。）

说到这里，甘蔗人生理论大家应该听明白了。活着不易，患病更难。不管处于人生什么阶段、什么境遇，我们要拿出啃甘蔗的精神来，好好珍惜每一天，好好享受当下的人生，好好品尝属于自己的甘蔗。遇到骨节也不怕，啃过这个骨节，还有下一段甘蔗等着你。

朋友们，一起加油！

一位肺腺癌患者带瘤生存十二年的启示

2012年初，胖猫大哥当时应该是我现在的年纪，肺部检查出病灶，手术切除右肺上叶，病理确诊为肺腺癌IB期。一年后复发进展，一直带瘤生存到2021年。这期间从海外飞回北京专门学习气功，练功不辍，越练越喜欢，从未接受化疗及其他治疗。2021年初开始，肺部病灶有进展。先是接受了两轮共十六次放疗，到2022年四月接受一次冷冻消融治疗，再到2023年六月，开始服用靶向药物奥西替尼。这个月复查，全身没有发现任何新的进展，不存在任何可疑的扩散转移迹象，旧有的病灶总体稳定，有所改善，继续观察随访即可。这就是胖猫大哥十二年的抗癌经历。

（1）他始终坚持“患者利益最大化”，他的治疗是十分克制的，绝不做过度的治疗，更不会去做预防性的治疗。医生建议他手术后化疗，他拒绝了。一年后复发了。复发后他还是不化疗。他为何不化疗？第一，他觉得当时的化疗药很难保证能根治他的病灶，且会严重削弱他的免疫力；第二，他的肺腺癌是IB期，相对恶性程度不算高，应该有机会有胜算跟它过过招。带瘤生存九年后，他才再次启用了西医的治疗手段——局部放疗、消融加靶向药。他的治疗只做必要的应对治疗，而不做提前的预防治疗。什么意思呢？就是说，我不会因为它是恶性的而去提前做全身化疗以杀死那些还没有长大的、暂时检测不出来的病灶。不见兔子不撒鹰，不轻易去捅马蜂窝。2021年病灶有进展的时候，他也绝不盲目排斥治疗，绝不讳疾忌医。该出手时就出手。九年后的体质已经比九年前有了非常大的提升，这时候的治疗手段，比如靶向药也比九年前好多了。这个保存有生力量、跟病魔打持久战的策略用在大哥身上是非常完美的。

（2）他一开始就为自己选择了一条“固本培元、先胜后战”的抗癌战略，并且坚决执行。第一，他飞回北京学习气功，每天坚持，越练越喜欢。这对于他一个伏案工作者的体质是一个非常好的提升。第二，秉持天人合一的理念，吸收天地日月精华，他每日生活在地广人稀、花好月圆、好山好水好空气的世外桃源。第三，他日日夜夜与山水、娇妻儿女相伴，加上良好的医疗资源、善解人意的女医生加持，心态与情绪上状态非常好。第四，传统文化的积淀赋予了他太多的正念、正觉、正能量。战天斗地、不信邪、不认输的那股子精气神，这是正气所在，邪不压正。他有魄力放弃化疗，他就不会每日战战兢兢，草木皆兵。他有大感恩、大自在、大欢喜。

（3）我们应该学习的是胖猫大哥的精神，而不是治疗手段。大家决不能以偏概全。你看到大哥放弃了化疗去学气功，你也有样学样放弃化疗去练功，那你有可能得不偿失。要具体情况具体分析，个体差异很大，个体案例无法复制。他只是以最小的代价博取最大的胜利，而不是排斥治疗，他后来在自己没办法继续控制病情的时候，也选择了放疗、消融、靶向化疗药。大哥身上值得我们学习的地方有很多很多。比如说，他这癌后的十二年，一定是身体整体素质大大提升的十二年，一定是生活质量大大提升的十二年，一定是自信心进一步提升的十二年，一定是修炼得更加纯粹、更加超脱、更加通透的十二年。

一位乳癌晚期患者长期带瘤生存的启示

考拉姐是2007年7月10日查出来的乳腺癌，2013年骨转移、脑转移，而且脑干部位的病灶不适合手术、放疗、伽马刀治疗。在走投无路的情况下，考拉大姐不得不靠“心理暗示”进行自我治疗。目前，11年过去了，脑干部位的肿瘤还在，在疲劳之际，偶有头疼，但身体状况稳定。这就是偶像人物考拉姐的传奇经历。

之前我在新浪博客发表过一篇如何运用心理暗示进行治疗的文章，考拉姐看了后也尝试着运用心理疗法来给自己治疗。

以下是考拉姐的原话：

“我所做的也是无奈之法，那时我姐还健在（注：考拉姐脑转移后来上海她姐姐家休养，我去拜访过一次。那时候她姐姐好好的。谁想到几年后她姐患癌去世了。）。她是心理咨询师，可以帮我催眠。在催眠的帮助下，我能很快进入心静（无杂念）的状态中。开始我叫女儿给我做了一个类似于砍树的动画，我就不断地盯着动画看，同时想着把脑袋里的瘤子砍下去，砍下去……看累了常常就睡着了。慢慢的不知道是下意识的还是怎的，有一天脑海中出现了一只手，拿着刻刀，一刀一刀地削那个瘤子。后来又变成了溪流冲刷，最后变成了大瀑布……这期间，我除了将动画“印”在了记忆中，其他都是很自然转化的，从没有刻意地去改变，甚至于忘记了时间、忘记了日期。每日随遇而安，对自己没有任何要求，对周围没有任何奢望，对病情没有任何关注，有事就做事，没事就休息。整个人如同生活在虚无中。”

“当然，正常的家庭生活还是如同往常。一句话，就是对什么都不较真，无要求，看得惯，不生气，捡自己喜欢的事去做，心境非常平静，知足常乐。慢慢地，不知什么时候开始症状减轻甚至消失了。”

“有一天我姐突然问我，你头还疼吗？我才发现不知从什么时候开始我的头就不痛了，并且看东西很清楚了。再后来，我还是继续保持着这种状态。近三年的时间，连续复查结果都是与之前相比无明显变化，后来因骨转移，腰部安装了钢钉无法做核磁后就不复查了。保持好心态，生活低调，不挑剔，不较真，不急不躁，常乐而不过于激动，从善而不拘于形式。既可修身养性，又可益寿延年，何乐不为呀！”

以上考拉姐的每一句话都值得反复推敲。

很多人要考拉姐联系方式，想取经，其实没必要。在这里我把她的“秘诀”告诉大家。大家能否学会，就看各自的造化了。

（一）心态好

并非每一位患者在骨转移、脑转移、无药可治的情况下都能做到像她那样恬淡虚无、临危不惧、物我两忘。她的积极、良好、平和的心态一定在她康复过程中起到非常重要的作用。如果你每天战战兢兢，过于关注自己的症状及病灶，始终沉浸在痛苦的体验中，那么，痛苦就会放大，疾病就会加重，康复就无从谈起。真正放下了，才有可能置之死地而后生。记住一句话，谁的命都只有一次，谁的命也不比别人的命更加尊贵。人生来就是不公平的，多想想你自己拥有的，好好珍惜当下的时光。每个人都是暂时活着，所以，好好活吧，别整天想着死的事情。史铁生说，“死是一件不必急于求成的事，死是一个必然会降临的节日”。死的事情，一次想够了，想通了，就放下。管它还能活多久，活一天就赚一天。在战战兢兢中活着是可耻的，这样的活法即便活到一百岁也没有多大的价值，除了痛苦还是痛苦。

（二）底子好

她从小就体弱多病，在父亲的督促下自幼习武，寒冬腊月洗冷水澡，练就了一身钢筋铁骨。这就不难理解考拉姐六次手术每次都逢凶化吉、化险为夷，考拉姐的康复跟先天有个好体质是密不可分的。这就是本钱。

这让我想起了乳癌二十多年的勇敢的海燕。海燕姐在生活上一丝不苟，再忙再累，每顿饭绝不凑合，吃的有荤有素营养均衡，这才给了她充足的体力去与病痛、疾病作斗争。2015年去广州聚会，白云山我不敢爬，她爬上去了。2013年在河南万仙山，2017年在浙江天目山，无论到哪里，别人能爬上去的她也能，别人爬不上去的她努努力也能爬上去。我是佩服得五体投地，我当时也是感到匪夷所思。一个全身骨转移的柔弱女子体内竟然蕴藏着如此这般的伟大力量。

随和姐是我大学的学姐。她是体育专业出身。罹患乳腺癌后她曾经参加环法自行车赛。现在年逾花甲了，开着房车全国各地跑，哪里有病友的需要哪里就是她的驿站。她一个人管理着好几十万人的各种病友群。这精力、这体力，不是一般人能比得了的。

她们都是抗癌界的楷模。她们都是巾帼英雄。她们都有个共同的特点：身体的本钱。这种本钱从来不显山露水，我们看到的只是冰山一角。这种本钱不是泰森的勇猛、不是施瓦辛格的肌肉、更不是李小龙的矫健。而是像连绵的地热、像起伏的潮汐、像广袤的黄土，持久而韧，博大而深，柔软而劲。

(三)不乱治疗

考拉姐是位赤脚医生。她懂医学。她在得知肿瘤转移至脑干部位没有合适的治疗手段后,她选择了无为而治,选择了心理暗示,选择了依靠自己的免疫力。她没有东奔西走、上蹿下跳,没有找一些民间疗法、祖传秘方,她没有病急乱投医,更没有把自己当小白鼠。她很理智,她很明智,她是有大智慧的人。

考拉姐的经历当然是个例。但是,这样的病例至少能够展示给我们一种可能性——乳癌晚期脑转移的患者在走投无路的情况下、在医生放弃了治疗的情况下,仍然有可能长期带瘤生存。这种可能性非常有意义、有价值。这给晚期癌症患者送来了一束光、一根救命

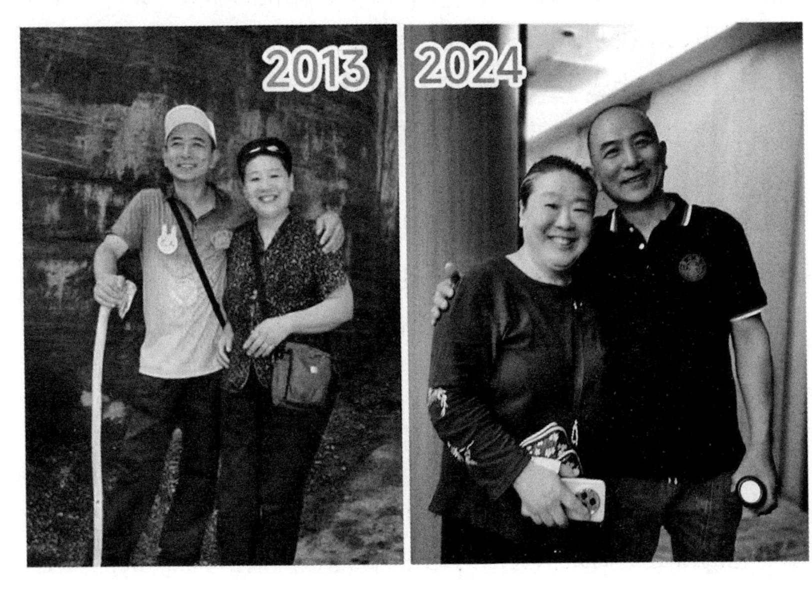

作者与考拉姐的两次合影

稻草，让绝望的人看到一丝希望。任何一位走投无路的晚期癌症患者都有可能会复制她们的奇迹。虽说不是每一位都这么幸运，但是，你有什么理由肯定就不会是你呢？

癌症是复杂的，人的机体更是复杂的。一切皆有可能。在对待癌症这件事上，这六个字绝对好使。正是因为一切皆有可能，所以在任何情况下都不必过于悲观；正是因为一切皆有可能，所以才不能把活下去的希望全部寄托在手术放化疗上，要始终记住我们有强大的免疫力、自愈力；正是因为一切皆有可能，所以才要活在当下，开心过好每一天，这是我们靠自己的努力可以做到的。我们能把控的东西实在不多，但是我们毫无理由不去期待明天的阳光。

最后，还有一句话，治疗的目的不是治愈，而是有质量地活着。生命的过程远远比结果重要多了，因为我们都是暂时活着。

到底癌症康复多少年才算安全了？

我们知道，在临床上5年不复发就叫临床治愈。那么，是不是过了五年就真的万事大吉了呢？

我这些年认识很多病友，见证了很多的案例。在多年以前，当我第一次听说有人康复14年以后还复发了的时候。我异常震惊。怎么都康复了14年了，还复发了呢？我非常不理解，以为只是极个别现象。再后来，我又见证了15年以后复发的，18年以后复发的，34年以后复发的。我这才恍然大悟，原来一旦患癌，除非最后不是死于癌症，否则，不管康复多少年都有可能复发。所以，我们经常听到这句话：一日患癌，终生抗癌。当然，这里的“抗”，不是指打针吃药，主要指的是警惕和预防。

我拿几个例子稍微解释一下。

患者A：这位患者是非常早期的肺癌，当时如果不是因为车祸，是不会被发现的。患癌以后经过手术切除，临床治愈。她觉得自己彻底没有事情了，在生活上、工作上比较大意。常年的忙碌加上熬夜，15年后又诊断出了肺癌。

患者B：她乳腺康复18年。年复一年这么过来了，癌症的阴影早就飞到九霄云外了。年轻，事业发展得又好，工作很卖力，工作缘故也经常饮酒。18年后出问题了，乳腺没出问题，得了消化道肿瘤。

患者C：这位老大哥晚期肺癌，康复了34年之后，再次因为肺癌，最终不治，享年88岁。因为康复时间长，因为身体好，这么多年来他并没有戒烟戒酒。

通过这些案例，我们可以看得出来，癌症这个事情，它的真相到底是什么。

患癌是内因加外因综合作用的结果。内因就是我们的基因。患癌的人，都是基因易感型的。也就是说，有易感基因，比别人更容易患癌。外因就是熬夜、抽烟、喝酒、压力大、过于劳累这些不健康的生活方式。

我们的基因是与生俱来的，一辈子没办法改变的，这个就是命。我们注定比别人更容易患癌，这是没法改变的事实。我们只能从外因去努力。别人抽烟没事，别人喝酒没事，别人熬夜没事，别人工作压力大工作辛苦没事，别人都没事，但是这不代表我们可以这么做。因为我们是有“前科”的，患癌的事实已经证明我们先天的基因就没有人家强大。

另外，必须要提醒一句的是，那些抽烟喝酒熬夜没有患癌的人，不见得这一辈子就不会患癌，一辈子不患癌才能证明你的基因强大。因此，为了避免后悔，身体健康的人也要拥有健康的生活方式，否则这种健康也只是暂时的。一旦患癌，后悔莫及。

我们这些有过癌症“前科”的人，如果不注意生活方式，只要你寿命足够长，康复时间足够长，你一定会再次中奖。因为你患癌的概率比别人高。你有可能得的还是原来的癌，也有可能得一种新的癌。

说到这里，我要纠正一下，我上面说的复发，其实严格讲不是复发。五年不复发，临床上就算是治愈了。十几年以后再“复发”的情况，大概率不是体内遗留了残余癌细胞卷土重来，而是重新得了一种癌。因为一个人患癌十几年的时间就足够了。第二次患癌的类型，可能是原来的类型，也可能是另外一种。

打个比方。小偷被抓进去，不思悔改，第二次因为盗窃再次进去的概率比普通人高很多。这个“前小偷”因为抢劫、打人而再次被抓进去的概率也比普通人高。因为他之所以走上犯罪的道路，是因为他的三观有问题，因为他懒惰，因为他没有其他的生存技能。只有在他第一次进去后，马上痛改前非了，重新做人了，这样才能保证他一辈子不再二进宫。

咱们患者就是曾经坐过牢的小偷，咱们如果还是我行我素，好了伤疤忘了疼，那就危险了。时间越长，警惕性越小，越觉得没啥事了，就越可能出问题。连康复了34年的都会再次患癌，你哪来的自信以为自己彻底不会再重蹈覆辙了呢？因此，我们必须警钟长鸣，痛改前非，健康生活，远离癌症。

康复之路，大道至简

经常有人问我，你是如何康复的？我没有什么秘诀，也没有灵丹妙药。在治疗上，我积极治疗但不过度治疗；在心态上，我接受现实并活在当下；在康复上，我信奉并践行大道至简，甚至无为而治。最后，再加上一点好运气。

（一）积极但不过度治疗

我的整个治疗过程中规中矩，没有上蹿下跳去拼命折腾。那时候没有免疫治疗、细胞治疗。除了医院的手术、化疗、放疗、伽马刀治疗之外，我还坚持服过中药，也曾为了提升免疫力一周两次去医院注射胸腺肽，也曾买过冬虫夏草、灵芝孢子粉等各种保健品，但仍然挡不住一次又一次的复发。后来，伽马刀之外的手段或措施统统都放弃了。

（二）接受现实，活在当下

我没想到自己能活下来；我也没有那么乐观，坚信自己能活下来；我能活到今天算是超预期了。有不少康复很好的病友在介绍经验的时候会说，自己在治疗过程中坚信自己能够渡过难关，坚信自己的命没那么差，坚信苦难只是暂时的，前途是光明的。我不知道他们的坚信是不是真实无误的，但是，我可以明确地告诉大家，我没有他们那么乐观。我没有那么乐观是因为频繁复发,是因为化疗耐药,是因为不适合做全脑放疗,是因为我能用的手段除了伽马刀似乎也没有更多的选择。这些因素让我只能听天由命,让我期望复发的时候病灶不要出来很多,让我可以继续用伽马刀来搞定。这就是我所能期盼的最好结果了。然而,老天眷顾我,让我六次复发七次伽马刀后康复了,奇迹般地康复了。这是我没有想到的,这好像不是我个人努力的结果。因为我第六次复发以后的表现并没有比以前更优秀。我还是用以往一样的心态去生活。七年内的六次复发,我是屡败屡战、笑着含泪走过来的。面对现实、接受现实并活在当下,这是我在抗癌过程中一以贯之的心态。我没有因为频繁复发以及父亲、岳父的离世而吃不下饭、睡不着觉,这一点不是所有人都能做到的。我做到了。心理调节对于患者来说,非常重要。首先要想明白每个人都是暂时活着。告诉自己别去想以后的事,目光短浅一些,过好当下的每一天就好。对于家属来说,要安慰患者,要用康复的榜样来鼓励患者。有时候甚至要连哄加骗,要多陪伴,聊聊天,散散步,这就是灵丹妙药。在这方面我爱人做得非常好。我自己也表现出色。在最艰难的时候,我写博客、写段子、写相声、写书法,养花、养龟、养狗,让自己充实,让自己宣泄,不让自己闲着,不让自己孤军作战。

(三)大道至简,无为而治

2012年7月25日我做了第七次伽马刀手术,之后一直稳定至今。除了伽马刀治疗,我没有做任何的其他治疗,没有服用任何的中草药(保温杯里枸杞都没有),没有服用任何的保健品(甚至维生素都不吃),也没有任何的忌口(鸡鸭鱼虾牛羊肉通吃),也没有刻意进行任何运动锻炼,也没有参加任何身心灵疗愈学习及练习。总之,真的就是除了伽马刀之外，一切都是按部就班、像一个健康人那样正常工作生活。饮食上我比较随意，甚至我不如大多数人讲究。对我来说填饱肚子就行了。但是，我比较注重午休。对我来讲，饭可以不吃，午觉必须要睡。当然也不是说我对午休的意义认识有多深刻，关键是我一旦没有午休的话下午会非常难受，根本没法正常工作。有几年的时间在单位我实在没有安静的地方休息，宁愿骑电瓶车来回30公里回家也要保障半小时的午休。运动锻炼，适可而止，就跟吃饭一样，绝对不是多多益善，过犹不及。适合自己的才是最好的。在工作上，2012年我博士毕业后有一个比较大的调整。我从科研第一线上撤下来，换了一个为实验室、平台做支撑服务的岗位。这样工作压力会相对小一些。在家庭中，我主要负责做家务。孩子教育的重任基本上由我爱人承担。我母亲大部分时间都在我家住，很多家务活她都替我做了。

（四）自助天助，否极泰来

我承认我的确运气很好。但是，首先你得“翻山越岭”，过得了“围追堵截与枪林弹雨”，你才能到达目的地，你才有机会享受你的好运气。我的幸运是复发了六次之后“等”来的，是在屡次不幸以后才时来运转的。目前正在与疾病斗争中的朋友们，你们受的苦我一样也没有落下，放疗、化疗、手术、伽马刀、喝中药……我全部都经历过了。你们现在所经历的何尝不是我过去已经经历过的？那么，你有什么理由不相信我的今天不会成为你们的明天？做好眼前的事情，老天自有安排。有人说了，万一老天没有给我好的安排可怎么办？的确有这种可能。然而，天天自己吓唬自己，活在负能量里面，怎么可能会有好运降临呢？因果关系不能本末倒置。是先有好的心态，然后才有好的运气。是先有好的心情，身体才慢慢好转；而不是你先让我身体变好，我心情才能好起来，否则我无法开心起来。你看，若是如此，因果就反了。很多人的因果逻辑其实是反的。

（五）总　结

空气不值钱，但它是最宝贵的。常识也像空气一样，因为它廉价而无法引起你的足够重视。你宁愿去相信让你付出昂贵代价的那些玄玄乎乎的东西，也不愿相信大道至简。世界卫生组织指出，心态平衡、饮食均衡、充足睡眠、适当锻炼，这是健康的四大基石，这是我们康复的法宝。

时隔八年后，抗癌勇士接龙活动又来了

2013年2月14日，我在新浪微博与新浪博客发起了抗癌勇士的“正能量接龙”活动，参加接龙的抗癌勇士既有经常联系的“雁大”校友，比如山人、丽桥、缘圆、渡梦河、杨柳、雪梨、爱拳人、昭君……也有平素未曾联系的病友，这些病友参加了接龙后也没再联系。

2021年7月4日，时隔八年后，我发起了第二次的抗癌勇士正能量接龙活动。下面我把大家的留言贴到这里与大家分享。

杰人天相：今年是我生病后的第16个年头。2005年至2012年先后复发6次，2012年至今一直稳定。我得病那年30岁，儿子两岁，上托班，今年儿子马上就18周岁了，暑假后就上大学了。生病后我坚持上班，还拿到了博士学位，2012年出版30万字抗癌自传《刀尖上的舞者》一书，2014年出版《我与癌症这九年》一书。2017年创立公众号“杰人天相”。这些年我始终跟病友们在一起。我能够康复这么多年，首先是老天眷顾。我会继续努力，在有生之年一直陪伴病友们共同抗癌。

缘圆：我生病那年是2009年，经历了手术、放化疗及严重的治疗副作用（更年期反应），身心疲惫；当时闺女刚刚升入高中。如今的我，身体、心理都恢复得特别好，身体健康、心情愉快，闺女已经考上大学，大一已经一个学期了，我相信我还能活至少30年，能看到闺女工作、结婚、生子，孩子的孩子结婚、生子。哈哈哈哈哈。以上这段文字是我生病不到四年时参加正能量接龙写的原版。今天快生病12年了，当初的愿望正一步一步实现，比如闺女已经大学毕业参加工作五年，去年又考取了公务员，工作稳定家庭幸福（已经结婚啦！）。目前的我身心健康快乐，正在享受生活馈赠的每一天！

常玉婕：我是2007年确诊乳腺癌，腋窝内乳淋巴结都有转移，离29周岁还有几天的时间，儿子3周岁刚过，回首往事真是刻骨铭心，还好这些年病情一直平稳，儿子明年就高考了，此生无憾！

康乃馨：今年春节是我生病后的第8个春节。2005年生病时儿子中考，面对那生不如死的治疗，消沉过、哭过、闹过，但我要看着儿子上大学、结婚生子的愿望一直支撑着我。如今儿子已大学毕业参加工作了，估计离抱孙子也不远了，我要好好活着给儿子带小孩。哈哈，当初的愿望实现了，孙子今年要上幼儿园啦。在这里，我又要许下愿望啦，我要看孙子中考、高考！！

BuDe：今年是我罹癌的第6个年头。2015年7月，我在北京301医院行右肺上叶摘除手术，术后病理显示为肺腺癌，中低分化，脏层肺膜受侵，有微乳头结构，无淋巴转移，分期为IB。当时手术大夫不主张化疗，但肿瘤科大夫力主化疗。在纠结了很久的情况下，我最终选择了没有化疗。尽管复查中也出现过几次疑似复发的问题，但最后还是有惊无险地走了过来。走过六年抗癌路，感触颇深，患癌不但让我们改变了"三观"，还改掉了许多不良生活习惯。"塞翁失马，焉知非福。"我坚信我们一定会活得更久。感谢老天的眷顾，感谢家人、医护人员以及陪伴我一路走来的病友的呵护与帮助。作为回报，我在康复5年后，陆续写出了《重生感言》《我为什么没有化疗》《关于复查的思考》等抗癌体会，在病友群及有关公众号发表。尽己所能为大家做点力所能及的事，帮助新病友共同康复就是我的心愿。

牛百岁：年华愈是老去，记忆愈是清晰，往事愈是历历在目。向来不屑于体检的我，在2005年那年，架不住同事胁迫去做了人生的第一次体检，结果得到了人生第一次致命打击。我拿到通往天堂的签证，从那年始到2020年连续五次复发，不停地开刀，手术室如娘舅家进进出出。好死不如赖活着，死不登机。将阎王生死册这一页撕去！人，生而有信，顶着百岁名号不活百年岂不失信，那时上海长寿百岁榜上将有我的名号，金榜题名日，生命最强时。

雪梨：这是我患病的第十三个年头。2008年罹患急性非淋巴系统白血病，当年底做了自体移植，2009年复发，复发后继续常规化疗，历时五年，共化疗20多次。如今的我已经康复13年了，病情一直稳定。如今我儿子也已经上班了，日子过得幸福快乐！相信今后的路会越走越好！

山清水秀：2021年6月18日，是我重生12年的日子。可是，我却把它给忘了。2009年6月，我44岁，被确诊为乳腺癌。在省肿瘤医院手术、化疗，之后按医嘱服用他莫昔芬十年。2016年4月例行复查时，又查出甲状腺癌。随后在省肿做了切除手术，无须化疗。服用优甲乐至今。初患癌时，大儿子上大二，二儿子上小学五年级，老公做完心脏冠脉搭桥手术5年多。上有体弱多病的公公婆婆和我年迈的老父亲。当时那种惊恐与绝望，无法用语言来表达！当天，我写下了《我不能倒，我要坚强》的博文。如今，我56岁，已经康复整整12年！去年光荣退休。老公也康复近18年。大儿子早已参加工作，结婚生子。现在孙子八岁半，暑期过后就该上三年级了。二儿子大学毕业，今年也工作了。接下来，我要看着二儿子结婚生子。还想看着俩儿子要二胎（要不要，他们说了算），我要继续带孙子、孙女，享受天伦之乐。我要陪着老公到处看风景，慢慢变老，直到老得哪也去不了。

心境美好：我2019年体检，发现乳腺癌，手术+4次化疗+28次放疗。2020年春节前几天，我妈说，她胸部也有个硬块，做了个彩超就确诊了，8次化疗+手术+双靶治疗。这一年是我陪护妈妈治疗的一年，印象深刻的庚子年。我看到楼下，穿着防护服全副武装的人来询问同一个楼栋的人，不知道是谁，可能是密切接触者。开始吓得不行，觉得楼道里可能有病毒。后来还是自己凭着对妈妈的爱战胜恐惧，走出楼道。我骑着自行车去给妈妈送饭，战战兢兢，路上行人稀少，偶尔看见个人都用询问的眼光互相打量着。我要陪伴在妈妈身边。妈妈化疗只呕吐了一次。还是因为我在病房外等着拿饭盒，她吃得太急了。我用自己化疗的经验告诉妈妈：想呕吐反胃的时候就喝点姜水。生姜止吐效果很好。8次化疗结束，我夸奖妈妈坚强。妈妈一句话感动了我：孩子没有妈妈哪行呢？同一年姑姑因为乳腺癌去世了……现在要过好每一天。锻炼身体，加上要有良好的情绪。最大的愿望：和家人们开心长久地在一起；能陪着爸妈一起变老；大家都健健康康的，开心就好。敬畏生命，人间值得。每一天都看杰人天相和广品山人的文章，受益良多。

杨柳： 八年后的今天，再次看到这篇接龙文章，依然心潮澎湃！2006年得病术后，我的目标只是五年，然后才是十年。现在，我已经越过十年，昂首挺胸向着第三个五年前进着！如今，我已经退休十多年了，儿子已成为一名日益成熟的外科医生，成为医院的中坚力量，也结婚成家，并有了一个如天使般可爱的女儿。我现在身体健康，心情愉悦，阖家幸福，快乐美好！我将继续努力，不再设定目标，安宁淡然地享受活着的每一天！

锦： 2020年7月确诊宫颈腺癌，大半年时间经历了4次大化疗、5次小化疗、25次放疗、2次后装，2021年1月终于结束治疗，原本以为可以脱离苦海，没承想2个月后就出现全身多处淋巴结转移。现在，在发现转移后又继续做了两次大化疗，后面将继续抗争。我的儿子十岁，懂事优秀。身边亲人尽心尽力照顾我。我很感恩。我跟家人在一起的每一天都是我扛过一次次治疗赚来的，来之不易，格外珍惜！我希望能够看着儿子健康快乐成长，看着他考上初中、高中，甚至大学。我希望能够陪着爸爸妈妈一起变老，希望在他们老的时候，能够陪伴左右！我希望能够跟我的爱人“执子之手，与子偕老”！最后，哈哈，我想去一趟瑞士，徒步瑞士山间！

傻姥小维：2016年3月在省肿瘤医院确诊的乳腺癌浸润性局部晚期（那时候我53虚岁，儿子大学毕业自创业）。初诊腋下淋巴转移6个，左乳肿物4.7厘米（坚硬如铁块般），化疗6次才做的手术，手术后接着化疗2次，然后再放疗25次。经过生不如死的折磨，现在心态非常好，坚信有爱就有力量。现在已经5年了，在这5年间，因肺转移骨转移不停地做内分泌治疗，自己一直没有放弃与癌抗争。看到接龙的姊妹中有坚持了十几年的，真的振奋人心，所以我也留下足迹。尽管常常拜读杰人文章后悄悄飘过，但在此谢谢杰人天相的好文和正能量，愿我们都好好的。

丽桥：让我想想，我多少年了，不提这事我都忘了多少年了，2006年到2021年，15年了，除了脑子不好使了，其他都还好，该干嘛干嘛，没啥康复经验，就是这么一路走过来了，时间的积累就是活着，一天一天活在当下，把握好今天，就这么十几年了，还得说得益于癌症病友圈这么多年的相互陪伴鼓励，感恩雁大校友们！

索菲：杰人博士的这个创意真是太有意义了。2013年我参加了杰人发起的第一次接龙，当时是为了鼓励自己和同病相怜的病友们。今天看到杰人重启这个接龙，非常欣赏他为鼓励癌症病友们所做的努力，马上跟帖参与和支持。2010年3月我确诊乳腺癌II期，腋下淋巴有2粒转移，当时做了保乳手术+8次化疗+30次放疗，后吃了他莫昔芬10年。在康复期，为了让自己能够尽可能多地掌控自己的身体，我养成了健身和快走的好习惯，同时多吃粗粮和蔬菜，减少糖分和脂肪的摄入，我的体重一直保持在自己设定的目标范围内，我的睡眠一直不错，保持每天7小时左右的睡眠时间，同时，在婴儿姐的影响下，学会了大笑，降低自己的笑点，现在我感觉自己经常都很快乐。康复11年来，我的生活状态越来越好。我现在仍是15年老店索菲美甲的老板（生病前到现在）+外企顾问，生病后又增加了很多斜杠角色：中科院认证的生涯咨询师+头马国际演讲俱乐部创会主席+粉红丝带送快乐公益活动发起人+健身达人+抖音主播+小红书主播+喜马拉雅主播……我现在每天充实而有节制地忙碌着、快乐着，并成为了身边朋友的乳腺健康顾问。祝福所有的病友都越来越好，我们相约80岁。

绿水无忧：我是白血病患者，八年前接龙，今年走过十五年了，现在一切安好！除了上班，还忙于自己的副业！大家一起加油哦！

有志者：我是有志者，八年前我接龙了，那时觉得治疗后康复五年迈过了一大坎……八年期间虽然磕磕绊绊，但今天我仍然举双手振臂一呼：我还活着，且活得倍儿精神！如果算上误诊的时间到今年就十五年整了，我坚定地相信：在康复的路上我会一直走下去，当年的愿望都会一一实现。

渡梦河：我是渡梦河，2011年2月罹患胆管癌。2013年参与杰人天相发起的接龙活动，当年我的接龙词是："我是个抗癌新兵，但也两年了，我发誓：老婆只能给我做饭，孩子只能管我叫爹！"我现在一切都好，老婆还是那个老婆，只是白头发增多了。孩子今年也大学毕业，快长大成人了。

蝴蝶兰：我是2018年12月确诊为卵巢癌，并进行了手术化疗。当时很快接受了这个事实。谁都有可能生病，谁都有可能得癌症。我不幸中枪了。在病床上立志要活十年。化疗期间经常半夜两点钟被惊醒，心中充满了恐惧，我该怎么办呐？是同病种的常姐告诉我，她吃中药，练健身气功。看她恢复得很好，我坚定地走上了练功的道路。现在两年半了，复查指标都正常，是两个外孙的姥姥了，老公从以前不干家务到现在顿顿都是他买菜做饭。真幸福！我相信大自然像母亲一样爱我们，能够疗愈我们的身心。

简然：我是2018年生病的，到现在已经有三年了。2018年8月罹患乳腺癌，腋下有转移，进行了8次化疗+25次放疗，现在在吃内分泌药。生病时我的女儿上二年级，儿子5个月大。刚开始是无法接受的，为了孩子和身边的亲人，必须坚持，还好一切都过去了，谢谢我的妈妈在我治疗期间一路的陪伴，有妈的孩子是个宝，深有体会。生病对自己来说也是一种重生，让我学会换个活法，真正爱自己。看清了身边的人和事，也明白了哪些是对自己真正重要的人。现在女儿上五年级，儿子上幼儿园。我希望能陪着父母一起变老，给他们更多的陪伴，希望能看着孩子们上大学，结婚生子……等我老了有空还要出去旅旅游。经历过生死，特别感恩现在活着的每一天，愿我们都越来越好。

快乐飞翔：我是在2009年6月33岁那年确诊乳腺癌，右乳根治切除，当时儿子小学三年级，女儿小学一年级，历经6次化疗，一个月放疗。2017年9月肺转移，8次化疗，20多次靶向治疗。2021年4月脑转移，现在正在化疗和靶向治疗，儿子大三，女儿大一。在抗癌的12年间，我考取了国家二级心理咨询师；成为了国家太极拳、健身气功、广场舞社会体育指导员；又取得了瑜伽教练资格证。我希望把自己活成一束光，在温暖自己的同时照亮他人。感恩病魔，让我的生活如此丰富多彩，让我成为更好的自己。

文峰：我是一名乳腺癌患者，今天是我术后3年半，目前正常上班，与常人无异。癌症是老天爷送给我的大礼，让我学会了积极地去面对一切，降低对别人的要求也是释放自己。经历了8次化疗、25次放疗，治疗期间我正常上班，每次去医院就像是赶着去跟姐妹们聚会，坦然地去接受一切。生病时我的儿子才上小学六年级，现在初中毕业了，我的目标是看到儿子高中毕业，大学毕业，恋爱，结婚，生子(想看到自己当奶奶的样子)……我的老公一直宠着我，我一步步享受这些过程，我相信自己很好，非常好，一定会越来越好的。我想用我的经历告诉后来者，癌症虽然可怕，但勇敢面对、科学治疗，仍然会像感冒一样可以战胜。用心去帮助身边的姐妹，帮助别人就是给自己积福报。

茅皆：再次翻看2013年的跟帖文字很激动，时间过得很快，感叹"真好，我们都活着"！我2010年7月确诊子宫内膜癌，手术后做了6次化疗到今天整11年。这期间亲手带大了两个孙子，大宝五年级，二宝二年级，看着孩子们健康成长很是高兴，每天买菜做饭乐此不疲。送走父亲那年他92岁，现在我全力照顾健在的95岁老妈。每年会与好友相伴出行，与家人推着轮椅陪95高龄的老妈外出旅游，乐在山水间。还参加了老年大学舞蹈班学习，参加社区舞蹈队的活动，2018年硬生生靠一己之力考了驾照，教练说：六十多岁的年龄考驾照少见，虽说不易却也值得。武汉举办军运会期间积极去做志愿者，去年武汉一场旷世疫情又一次考验了我的身体心理素质，在好友、家人的关怀下挺过来了，因而更加珍惜今天拥有的一切。生活还在继续，我们将继续努力，积极乐观地前行。谢谢杰人老师给了我们患癌康复后展示这11年来成果的机会，这将激励我们携手勇敢往前走。

浆糊妈：我是2018年3月确诊为乳腺癌的，当时是体检发现左乳有个结节，需要核磁共振检查确定是否需要手术，结果核磁共振的医生告诉我说左面的不要紧，右面有个结节需要手术切除。这样本着切了放心的心态就在右乳做了个小手术，术中冰冻结果是浸润性导管癌，当时直接就做了根治切除手术，术后一直口服内分泌药，叫芳香化酶抑制剂。三年来由于吃药经历了手指僵硬、骨质疏松、关节疼痛，最近正在经历皮肤的皮疹及硬肿。虽然因为用药总有这样那样的问题，但是我一直坚信我是打不死的小强，一直坚持工作，并且在女儿生宝宝的时候全程陪伴了三个多月，承担了所有的家务。当看到大家患病后的状态后我就更坚定了要相信科学、相信自己，我还想要看着外孙女披上婚纱的那一天！

云起：我是2015年6月25日确诊为左乳腺癌并实施根治手术的，到现在已经六年了。今年6月25号，我竟然忘了，看到杰人的接龙才想起来，这一天已经过完了。忘记自己是病人是最好的康复心态吧！从确诊、手术、化疗、靶向这一路走来，个中滋味都尝了下，才能骄傲地在病友面前炫耀：我可以与你们感同身受啊！我算是混进雁大队伍的，得到了丽桥、姥姥、杰人等一众前辈的关照，幸福飘飘然。期待下一次聚会，看看大家都还好着。

飘过：我婚后生完孩子的那些天由于得不到起码的照顾，还得要照顾孩子，所以我患上了产后抑郁症。产后抑郁症后来发展为较为严重的抑郁症，日日夜夜想自杀。一年前我确诊癌症，患癌后我告知所有的亲人并想得到他们的鼓励和关怀，但是他们都选择了冷漠甚至讥讽。我在孤独中冲破艰难险阻做了两次手术。艰难地度过了没有亲人关怀和照顾的术后时光。现在我已经术后七个月了，虽然我很憔悴，很瘦弱，但是我奇迹般地战胜了抑郁症，我学会了享受生活，也重新融入了社会，靠自己的能力找到了工作。我还是要感谢癌，因为它教会了我珍惜生命，把握好生命的每一天。我有两个女儿，一个去年中考，一个去年还不到上幼儿园的年龄。一年后的我回想一年前感慨万千。现在的我不但可以自食其力，而且还帮助其他病友，而且还供我大女儿二女儿学钢琴。万里抗癌第一步我迈出得很坚定很坚强。有杰人和广品二位榜样在前，我相信榜样的力量是无穷的。我的目标是活到七十岁。不求长寿，但求七十岁。我相信自己活到七十多岁没有问题的。也许我能幸运地活到八十多岁。大家一起努力吧。

丝雨：好呀好呀，看了上面战友们的接龙，非常有信心和大家共同走过无数个10年、20年……2020年6月17日，永远忘不掉的日子。经历过的痛都将成为人生的财富。这一年是我心灵最有成长的一年，也是我最有收获的一年。

楠楠：希望四期服用黄金靶点靶向药的我，可以看到大家健健康康平平安安地走到建国百年然后继续……

Bobo：我是2017年10月28号（儿子周岁生日的第二天）发现患卵巢癌（B超单上写着ca？）的，11月13号做的手术，术后3次腹腔热灌注，8次化疗；2018年5月31号回老家烟台休养，喝了3个月中药，肝损伤停药，10月4号开始接触蒙医心身互动疗法……2019年3月底复查发现乳腺结节4A类，双侧腋下都有淋巴结节还有血流信号，去内蒙古参加蒙医心身互动疗法治疗25天，乳腺结节变成3类，双侧腋下淋巴全部消失，5月17号发现腹水，21号确认是复发了，抽了腹水，继续在内蒙古参加蒙医心身互动疗法治疗，8月12号发现肠半梗阻，8月19号回深圳治疗，未发现肿块，未手术，化疗6次……2020年8月回公司上班了一个半月，又复发了，还是腹水（不过腹水中未发现癌细胞），10月7号再次入院治疗，腹部没有问题，发现脑转移，化疗6次+靶向药，治疗效果还不错，2次化疗后，脑转移明显好转，至今未有发展……卵巢癌比较容易复发，不过我每次的治疗效果都特别好，化疗药一上肿瘤标志物立刻下降，一般2 ~ 3次就正常了，后面的化疗都是医生建议的出于巩固需要的正规治疗……关于得癌感想，我只想说第一次是爱伴我健康行（老公、家人和公司领导同事无微不至的无私之爱让我有勇气面对现实），第一次复发让我感恩所有的遇见和帮助我的人，第二次复发让我感到康复路漫漫，感谢癌症让我真正慢下来，让我重新思考人生的意义，只有真正从精神上战胜癌症或者与癌和解才能真正恢复健康，只要做到“没脾气、不生气、不怨人、我错了”，带瘤生存一样可做百岁翁。

小幸运：我是一名乳腺癌患者，2018年10月18日手术到现在两年九个月，当时孩子一岁半，不敢看孩子，后来听了箱子老师的课程，慢慢走出来，督促自己全身心改变，果然和家人相处得更好了，自己遇到事情也能更好地解决，最近一次查血白细胞4.8，我生病前都是三点几的，真的真的特别开心，我要继续努力，越来越好，陪孩子长大，当奶奶！！！

娟子：感谢杰人和朋友们的惦记，我已经13岁（癌龄）了，今天在这里又见到了老朋友们，又回想起了我们在博客互动时的快乐时光。问候杰人，问候我的朋友们，祝福大家幸福安康。我是壮志凌云222，大家称呼的二导！还有两年多退休，现在有了两岁半的小孙女，身体各方面都很好，平时养花、溜娃、弹琴、收拾家。感恩我们的相遇。

红梅：我今年57岁，2017年8月因为咳嗽去医院开药，遇到一个熟悉的呼吸科主任硬让我做了一个胸部CT，结果发现肺结节，9月就立刻做了手术，术后结果是浸润性肺腺癌，低分化，淋巴无转移。没有做任何治疗。回家后，次年2018年1月时自己发现左乳下方有一个小疙瘩，等到2018年2月去了医院检查，大夫说不好马上要手术，当时是春节前，过完春节2月底就手术，术后结果是浸润性乳腺癌，左边乳房全切，所幸淋巴没转移，没做淋巴清扫。术后8次化疗，1年靶向治疗，现在吃内分泌药治疗，其间一直用中药辅助治疗。现在距我的肺手术已经3年10个月，乳腺手术3年4个月了。其间经历了各种药物副作用，现在身体状态越来越好了，每天参加舞蹈活动，遛狗，看书。当时肺手术后，恐惧抑郁还没有过去，又来了一个乳腺癌，当时我真的要崩溃，身边人的安慰没有用，我自己上网查，发现了杰人天相的书，如获珍宝，反复地看，在书里寻找到了勇气和力量，看到了希望，之后一直在看杰人天相的公众号，每天吸取力量。现在心态好多了，有时候觉得心情低落，赶紧来读读您的文章，看看病友们的留言，顿时感觉踏实了。我相信一切都会越来越好的。

易志艳：我是2017年12月确诊乳腺癌并骨转移，当年我42岁，女儿刚大二，儿子初中二年级。那年的冬天觉得特别冷，并把这份冷和紧张带到了2018年的5月31日，也是从手术台上下来的那一刻，我突然看破生死，不再害怕。很庆幸我的手术和化疗都很顺利，6次化疗我没有呕吐、食欲不振、失眠、脱发等副作用，手术后7天就出院。手术后我开始漫长的内分泌治疗，打肚皮针加服用来曲唑治疗，并打了3年的唑来膦酸护骨，1年中药治疗。2019年的1月，照CT复查脑部时，医生怀疑我脑转移，让我做伽马刀和放疗。我放弃了针对脑瘤的任何治疗，我坚信我没有脑癌，直到2021年的3月，我做了脑部核磁共振，结果显示我脑部没有肿瘤一切正常，看到这个结果我泪流满面，我赌赢了。很快我就4岁（癌龄）了，我得病的时候给自己定的五年计划是看到儿子高考，现在儿子高三了，女儿研二了，我很快就能实现我的第一个五年计划，我的第二个五年计划就是看到女儿成家立业，儿子读本读硕。我坚信自己越来越好。感谢各位抗癌英雄们带给我挑战病魔的信心，感恩那些曾经帮助过我的亲人朋友们。

柠檬树：我是2018年罹患乳癌的，当时几乎无法接受这种天要塌下来的事实，但我很快厘清思路、回归理性，从来没有因病少吃过一顿饭，哪怕是化疗最痛苦的时候。希望所有的病友都能从最基本的，也是最重要的“好好吃饭”“好好喝水”做起，理性对待自己已经生病的现实。被迫走进癌症患者群，并且一步一步走出困境后，我越来越发现，癌症其实只是一种稍微严重的慢性病，没必要谈癌色变。只要心态好，一切都可控。决定自己生命长度和生命质量的是自己的意志和信念。善于学习、善于总结、不走弯路，是我加入随和病友群最大的收获；同病相怜的病友互相激励、互相交流、取长补短、抱团取暖，是事半功倍、不走弯路的好办法。我已回归工作岗位、开始新的正常生活，对未来充满希望，相信只要心中有爱、做正确的事、做利他的事，不过多担忧、不自寻烦恼，肯定会像其他勇者一样胜利抗癌30年、40年、50年……

月昔：我是2018年1月生病的。现在是2021年7月，治疗完的第三年。我坚信能看到孩子结婚，然后过上平淡的晚年。现在在冲第一个五年。

慢羊羊：我2020年5月中旬确诊左乳腺癌并于26日动了保乳手术，三阴性的。到今天已经一年一个月多了，我目前状态很好，吃好睡好运动好心情好，一切都好。我大女儿今年中考，希望她能上自己理想中的学校，小女儿上幼儿园小班。我确信以后都会好好的，能给爸妈养老送终，能陪着孩子长大，看着他们成家立业，能与老公一起慢慢变老……

言午先生：2010年10月29日，我做了胃癌手术。这一年，我才27岁，孩子才2岁。今年是我术后第11年，孩子马上上初二，我坚信一定会看到孩子上高中上大学，参加工作，结婚生孩子。只要做到适当的运动、积极的治疗以及做力所能及的事情，癌症并没有那么可怕。

左耳朵里的春天：20年后我也要好好发发言！

绿叶随缘：我是2008年1月18日，因乳腺髓样癌失去了“半壁江山”。而后经历了6次化疗、25次放疗。病痛的折磨，没有让我忘记自己的责任。我不能死，也死不起。父母需要我，儿子更需要我！

因此，咬紧牙关，坚定信念：我只要活着！于是把治疗交给医生，把康复留给自己！完成乳腺癌术后的所有治疗。祸不单行，2010年3月，甲状腺癌又“光顾”了我。于是又失去了一个腺体，不得不终身服药维持代谢。这些年来，虽然一路痛，但也一路收获。自己的性格得到改变，不再逞强，懂得量力而行。不再苛求自己，学会关心自己。因为疾病告诉我：关爱自己才能关爱家人。随时间推移，我当初制定的人生目标都在逐步实现。陪父母变老，陪儿子长大！亲眼见证了儿子一路成长：成家立业，结婚生子。我现在是幸福的奶奶，我已开启了陪伴、参与孙子的成长的计划！哈哈，有点得意忘形了。为爱加油！让生命在爱的努力中奔跑吧！

燕尾鱼：杰人天相老师您好，兄弟姐妹们大家好。有幸参与老师发起的相约久久接龙，在这个美好约定的光环之下，我也愿与大家抱团取暖，活在当下，珍惜每一天，心怀期待地好好活下去❤。“乳腺癌”，这三个字现在看来，已与2019年11月底刚查出生病时悄然不同，现在再看到这三个字，多了一份亲切感，少了一份惶恐不安。在经历的4次21天多柔比星、3次21天卡铂和9周的每周2瓶紫杉醇及一年的赫赛汀治疗，从胃口受限到现在的食物五分法；从无知无畏到现在的“对的事做就对了”；从右手写字歪歪扭扭、切菜需要健侧助力到现在的家庭好帮手……得益于陪伴我爱我的家人，得益于儿子的力量，得益于给了我第二次生命的医护人员，得益于随和妈妈爱的呼唤与助人为乐的善良品质，得益于箱子老师授人以渔地教会你去寻找到并打开智慧的那一把钥匙，得益于善良有爱的兄弟姐妹间的故事和抱团取暖的力量，得益于我的一位已在天堂的小学同学的另一种提醒，是她的离开提醒我走进医院做检查，她走了，我还活着。每每看到她的微信头像，儿时的欢乐仿佛就在昨天上演，还有对她的那一份思念，已化作我祈祷她在天堂一切安好、再无病痛的思念之情。我坚信，在我们彼此心中，依然懂得❤。我也相信，老天爷对我们每一个人都是公平的。学会接受生活所有的馈赠，依然向上向善，生活一定不会辜负你。所以，去好好爱自己，就可以**好好爱身边人，因为，爱是人间最好的药，感恩**。

晓丽：我是2019年检查出肝硬化，一直治疗，到2020年3月转为肝癌，经过了射频消融，吃中药，10月又转移到脖子上，靶向药加单抗免疫，放疗，真的是身心疲惫。血小板太低，现在什么治疗都不能上，我只能吃中药。前几天复查，胸腔又有肿瘤，还常发烧，还好我有好的家人陪伴，我自己也要加油。

向阳：明天去复查了，治疗结束后一年两个月，说不紧张是假的，所以又来看看大家的留言，留言里不止充满着希望，还让我内心平静许多。谢谢大家，隔着千里远，我们却能手拉手共同向前。

吉祥如意：大家好，刚在群里看到这样正能量有意义的活动必须支持一下啊！感谢杰人博士的大爱。我是2015年2月25日做的直肠癌造口手术，应该是中晚期了，做了8次化疗、25次放疗。今天是2021年8月3日，感觉时间好快，一晃6年多了。对于认识我的人来说都觉得37岁生病太可惜了，但我的理解却恰恰相反。生病后感觉自己更加热爱生活、更加珍惜生命了，而且改掉了以前很多的不良生活习惯和饮食习惯，我的生活从来没有像这几年这样规律过。所以我还要感谢这次生病给我带来了崭新的生活，同时也体会到了来自家庭和朋友们的温暖，感恩生命里遇到的每一个人。不一样的人生，同样要活得精彩！最后祝所有病友们身体健康，幸福快乐哈！再过二十年我们再相会，依然还会笑得那么灿烂。

继淞：我2017年底患鼻咽癌，2018年初治疗，治愈后，2019年复查，发现肝转移，又开始治疗，至今仍在治疗中；现在采用中药加免疫治疗，病情稳定。此间种种道不尽人间的酸甜苦辣，也让自己更加珍惜健康，珍惜生命。就如杰人天相所说的：我们现在最大的愿望就是让自己快乐地活着。大家一起加油。

Julia：2018年6月，儿子刚断奶三个月，我摸到乳房肿块，B超结果是乳腺4C。7月2日手术，病理乳腺Ca，低分化，淋巴没转移，做了8次化疗，用内分泌治疗维持。2020年12月B超发现锁骨上淋巴转移，又手术，放疗，内分泌治疗。虽然这三年吃尽了生活的苦，但我始终鞭策自己：扛得住涅槃之痛，才配得上重生之美，我天生傲骨又岂能服输，纵然世界倒塌，就算痛得彻骨，我也要涅槃浴血，末日重生！

无语：九月二十九日，就是我乳腺癌康复五周年的日子，期待和各位兄弟姐妹们一样，有好的心态，迎来我的第一个五年！也像众多兄弟姐妹一样，好好吃饭！好好锻炼！一起走向胜利！✌ ✌ ✌

李敏：2013年11月28日，我进行了乳腺癌手术切除，然后就是连着的化疗、放疗，加后来的内分泌治疗，生病时儿子四周岁不到，现在是术后7年9个多月。放化疗治疗结束后放弃了自己一直在做的喜欢的工作，在家调整了两年，后来在离家近的村里做了一名村资产管理员，回归田园似的生活，吃的是自家种的蔬菜、养着的鸡鸭下的蛋，呼吸着农村山里的新鲜空气，喝着天然的山泉水，心境平和，很多事也看淡了很多。不争、不怨、不强求，做适合自己的事，一起加油。

Yuhong：2012年的冬天有点冷，确诊乳癌，最大的希望是熬到儿子上大学、不让白发老妈送黑发人。儿子开学就是大三了哦！

长长端粒酶：2020年9月，我36岁，被确诊为甲状腺乳头状癌，淋巴结转移，浸润性边界，行左侧甲状腺及旁腺切除术。确诊时大女儿7岁，小女儿不满1岁，当时最担心的事是我会缺席她们的成年。现在手术也快1年了，心态比事情发生时好很多，在不知不觉中改变了自己的饮食习惯，也慢慢地对自己的母亲更体贴、关心，把更多的精力放在了子女的教育上面。希望可以好好陪子女成长，做好她们人生道路上的引路人；工作上则在保证健康的基础上面，尽力而为。

lulu🍭：好棒，不懂在这里丽桥是否能看到，很想感谢她，她也是我的启明星。从确诊到今日，刚好满一年，记得去年7月确诊时的茫然无助，然后注册微博记录感想，当时有幸发现作为“过来人”的丽桥，也是第一个我向她求助而且会耐心回应的“陌生人”，是她给了我信心和帮助。当时什么都不懂，就连手术和治疗方案都是说问一下老公意见，记得丽桥告诉我说“凡事还是要自己拿主意，自己的身体自己最清楚”，现在非常能理解这句话说的含义了。还好这短短的一年恢复得还可以，希望能接上丽桥的好运，也希望所有病友都能顺利康复，实现自己美好的心愿。

潘婷：我算是新人，2020年9月发现生病。脑部肿瘤，4期，到现在还没有确定哪里是原发位置。现在已经完成6次化疗、33次放疗，第一次复查时肺上有点转移，但因为有个指标特别高，目前在水化治疗。经历过绝望，但遇到很多坚强的战友，在和病魔作战的时候特别乐观。我也开始变得积极，女儿马上上三年级，我的目标有点大，希望能看到她考上大学。所以一定要努力活下去。一路上感谢你们这些前辈的鼓励，希望自己有一天也能成为抗癌成功的例子。

陈妹：28岁的我患鼻咽癌经过4次化疗、33次放疗，现在康复一年，一切恢复得很好。

伶：感恩您，杰人天相！前不久偶然的机会，有幸加了您的公众号，给我注入了新的能量！向您学习，正视一切，从敢于接龙开始。2019年6月3日，38岁的我经市编考省编录用体检时，确诊为多发性骨髓瘤。晴天霹雳，哭过，低落过，躲在家里不敢见人过。其间，经历了10次化疗，2020年11月做了自体干细胞移植，目前口服化疗药维持治疗。感恩疾病的提醒，让我反省自己，改变不好的生活方式和以前好强的心态，学会向内观，学着爱自己，学会活在当下。看到这么多正能量的人和事，对我是极大的触动和鼓舞！我对自己说：感恩一切！每一天都是美好的！我是健康快乐幸福的！儿子今年10岁，是一个可爱乖巧的男孩，老公是一个善良、不善表达的人，父母一直在照顾我们。我相信自己，百分百相信自己的身体和精气神，我能做到：陪着父母慢慢变老，陪着孩子慢慢长大（上大学、结婚生子、带孙子），和老公一起做共同喜欢的事！未来可期！

无事值愁：与癌症抗争过的人都是人上人！癌后能在多种折磨中积极生存的人更是英勇顽强的人！与癌奋战且能活过十年以上的人都是伟大的人！卫生部门应该建立这方面的专门数据库，储存这些伟人的光辉事迹，用以减少国民对癌症等于死亡这种传统观念的恐惧与慌乱，争取减少被吓死的人数。哈哈哈！我满十年了，也进入伟大的行列了！祝福很多新病友也伟大起来！我是湖南常德市人，时属古稀之辈。舌癌，2011年2月手术，切半舌。为了探索癌症奥秘，也是为了增加快乐打发病后时间，我于2011年7月请人帮我以“无事值愁”为网名注册了QQ号，从零开始学习使用电脑。最开始的活动重点是在网上寻找病友。因为上网能力有限，2012年11月才开通个人新浪博客。2013年3月31日在浏览“草药仙子”的博文时，随意点击她每篇博文后留下的链接，才真正找到进入“新浪博客癌症病友圈”的途径。这里只有好人，没有坏人！这里仙人云集，人精扎堆！CA经历者的每篇博文都是用自己的血与泪书写的，所以永久释放着芳香！身在圈中，我变成了一只忙碌的蜜蜂，狂吮精华滋养自己。我得益于他们通过抗癌痛苦经历后高度、简洁地提炼！（包括正确的方式方法与精神重塑）大家一直在普度众生这个美好舞台的制高点上做着卓有成效的工作！（“杰人天相”博士此次在微信公众号中的再接龙亦是以激励与启迪新人为重任的）我深受圈子精神“超越自我，选择坚强”的鼓舞，在癌后的十年里，我完成了好多大事。

者hyg：我是2020年9月4日做的手术，子宫卵巢都摘了，是子宫内膜癌。我没化疗没放疗，没吃任何西药，但是坚持喝中药调理，自己吃好，睡好，保证营养达标，尽量再坚持健健身，多动，保持心情愉快，天天乐呵呵，目标是争取活到九十九。

茉莉花开：我是2018年1月份确诊为乳腺癌的，2018年10月份甲状腺癌。一年动了两个大刀，但是我不悲观，休息了两年重新回到了工作岗位上，精神和心情都跟生病前一样，我唯一遗憾的事，因为生病耽误了女儿考研，好在本科毕业的女儿现在找到了一份专业对口的工作，我的愿望是活到70岁，两年后退休了带上家里的父母好好旅旅游，活在当下。

若雪：我自己是医生，工作强度高压力大，还是个完美主义者。2019年初，一次培训，偶然间发现自己右乳刺痛，课余便去做了乳腺超声，拿着报告单看着4A的字样，大哭一场，擦干眼泪继续去上课，培训结束后请假住院，确诊乳腺癌，然后是手术、放疗……幸运的是早期，做了保乳术，前哨淋巴一个转移，基因检测后免于化疗。整个检查治疗过程中就哭了一次，就那次初诊时，其余时间都挺淡定的，也可能是自己是医生的缘故，治疗时配合度百分之百，效果也很好。我离异多年，单身，瞒着生我的和我生的，独自面对并承受了一切。知道自己的大概病因，术后我就办了病退，专心治疗安心休养，现在两年多了，一切都很好。从最初的静养，到一年后的国标古典民族舞，在逐步转换自己，包括心态和身体，今年打算报考执业药师，为自己谋划一份既贴近专业又不会太操劳的第二职业。两年过得很快，除了定期开药定期复查，没感觉自己是个病人，机器用久了尚需维修，更何况是人，只是自己出了些状况，进维修车间歇歇而已。现在的我，惬意舒适，老妈体健，女儿已工作，唯一的遗憾是朋友们都在上班，没人陪我游山玩水。偶然间在病友群看到了这篇文章，抑制不住也留个言。大家共勉！

慧儿：29岁那年确诊乳腺癌，今年已经33岁了。希望一直平安健康，能有一个自己的宝宝。

小刘：2017年肾癌，儿子才3岁，今年儿子上小学了，我想看到儿子大学毕业。

清心：2010年10月确诊乳癌一期，不到一周记录一下，当时的害怕、恐惧历历在目，只能接受并努力调整自己的身心，目前感觉尚好。虽然每次复查也很担心，但担心也无用，所以选择放下，放下执念，放下以前所有在意的！老公、孩子从来不把我当病人，我也想把生病这件事给忘了，该干啥干啥，相信自己一定能康复！确诊当年孩子上四年级，想陪伴孩子走过小学、中学、高中、大学……至于老公，不想把自己的爱人拱手让人。父母身体健康，更希望陪伴父母孝顺他们！我要加油！